彭溫雅醫師的

溼氣調理全書

排濕
從養氣開始

目錄

參　順應節氣排濕，全年健康竅寃 123

自序

關於中醫學，經常有人探討它的科學性，對中醫學有研究的人，拚命想證明中醫的科學理論；對於不了解的人，卻完全不理解中醫學到底在說什麼。其實從有人類開始，就有醫學，從三千多年前古印度醫學、古埃及醫學，及西元前兩千多年前的巴比倫醫學，各種醫學及治療思路不斷演進，而中國傳統的中醫學，最早的文字記載，可以追溯到西元一八九九年出土的甲骨文。當時相傳一位金石學家王懿榮，因為身體微恙，到中藥鋪抓藥時，大夫開了「甲骨」這味中藥材。甲骨是指遠古時期哺乳類動物的骨骼化石，中醫認為具有止咳、平喘、止瀉及止血等效果。對於古文字學有專精的王懿榮，一看到甲骨上面刻畫記載的符號，馬上意識到這是非常具有學術價值的重要文物，從此甲骨擺脫了中藥材的命運，成為珍貴的學術史料，而甲骨文上所刻畫的二十四節氣，至今仍與現代生活緊密結合。

每一門關於科學的研究，首先要研究兩個問題：第一、是這個問題是存在的，第二、是這個問題到底是什麼。為了詳細了解「濕氣」這個問題，首先我們必須證明這個問題是存在的，因此我們從西元前兩百多年前的《黃帝內經》談起。《黃帝內經》是一部記述黃帝與岐伯（上古時代醫家）談話內容的書，我們發現關於身體水分的描述，古代醫家多使用「痰」、「飲」、「水」等名詞，用來指稱身體在水分代謝異常時，體內呈現液狀、半液狀或半凝固狀態的現象。當確認「濕氣」這個問題的確存在後，首先透過歷代醫家的理論演進，了解古人對於身體狀態的描述，我們發現：古人對於人體內水分的敘述，大多停留在肉眼觀察可見的事物。《黃帝內經》裡關於身體水分的描述，有「水飲」、「積飲」、「溢飲」、「水腫」等詞。

《黃帝內經》關於身體水分的描述，並無「痰」字，直到東漢時期醫家張仲景，在《金匱要略》裡才首次提出「痰飲」一詞。隋唐時期，醫家巢元方在《諸病源候論》提出病理學說，認為「百病皆由痰起」。宋朝楊仁齋在《仁齋直指方》明確提出痰與飲的區別：濁者為痰，清者為飲。而元朝朱震亨在《丹溪心法》首度提出「痰邪」的說法。明朝張景岳在《景岳全書》中，詳細論述「痰飲」的定義，並提出「濕證」，可以說是對於濕氣最早著墨的醫家。

隨著時代演進，中醫學也持續不斷地改變我們對於身體的想像，及從內在傾聽身體的方式。現代中醫學加入3D的概念，對於身體水分的描述多了「氣」的概念，「濕氣」的理論，確實存在身體裡。接下來，我們第二步要研究「濕氣」到底是什麼，必須先從人體水分的正常代謝講起，請大家從人體津液代謝及氣化開始，接著了解體內濕氣的道路及濕邪入侵身體的警訊，對於濕邪引起的相關疾病，書中詳盡介紹日常生活的飲食建議，以及每個疾病有三個穴位按摩方式，提供讀者日常保健及預防使用。

本書最後根據老祖宗觀察歸納出的二十四個節氣，分述不同節氣須注意的濕邪保養重點，並針對四季提出排濕飲品、湯品及粥品各一道，期望現代人在了解濕邪對於人體所造成的影響之外，也能有正確的養生保健方式。

特別感謝臺灣商務印書館前董事長王雲五先生所出版的《文淵閣四庫全書》，書中諸多醫家的文獻出處及考查，有賴此巨擘的明燈指引，讓末學得以站在巨人的肩膀上，一窺中醫藥的奧祕！當然最感恩的還是臺灣商務印書館的邀稿，讓中醫學的「濕氣」理論，得以藉由專書論述，提供正確的養生保健知識，並得以留給後人參考，讓老祖宗的智慧代代相傳。

壹

現代中醫的濕氣觀點

談到濕氣，我們腦中馬上浮現慢性病、肥胖、水腫、濕疹、疲倦等名詞，接著，便開始焦急地尋找文章中描述相關的解決方法，心中幾乎認定濕氣與疾病是畫上等號，從來沒想過濕氣會不會有可能只是現代生活中被過度渲染的名詞。

濕氣，到底是什麼？是指水分，還是指水氣，好像都是，又好像不是，畢竟人體有水分這件事，是很明確的，我們每天喝的水、從食物中得到的營養，經過體內泌尿系統的代謝，最終總是會以尿液的形式排出。因此，人體含水分這件事，大家非常肯定，去健身房運動時，大家也知道要減的是體脂肪，而不是水分。

而「氣」，這個看不見摸不著的東西，真的存在人體裡嗎？我想很多人是抱持著懷疑的態度。我經常舉中央氣象局的氣象報告做例子，氣象局在播報氣象時，總是會說今天陽光如何，紫外線多少，濕度多少，而我們卻從來不曾懷疑看不見的空氣中存在著水氣，而且還會非常認同除濕機的必要，認為必須要控制室內相對濕度在百分之五十至六十之間，人體才會感覺舒爽。

中醫，自古以來，便提倡「天人合一」的說法，認為人類生活在這片土地上，與大自然的各種變化息息相關，也經常利用自然界的現象，描述人體體內的變化，例如：「**人之腳猶如樹之根，樹枯根先竭，人老腳先衰。**」而環繞著地球的大氣層，除了提供我們呼吸所必須的氧氣外，大氣層中溫度、濕度、風速、氣壓及降雨等變化，也時時影響我們的活動與生存；

人體這個小地球，一樣被「氣」所包圍環繞，氣的溫度、濕度、壓力，更是無時無刻影響人體的健康與活動。

其實，科學家早就利用科學儀器，提出具體的數據，證明人體氣的通道存在。西元一九五〇年時日本京都大學中谷義雄教授觀察皮膚上有電阻的變化，首先提出良導絡的理論，成為日後經絡檢測儀的基礎。電阻指的是物體對於電流通過時阻礙的能力，含水的皮膚電阻會下降，中谷義雄教授發現皮膚上有一系列的點，在這些點測到的電阻，明顯比周圍皮膚區域的電阻低，他把這些發現較低電阻的點，稱為「良導點」。而他所發現的良導點位置，與中國古籍所記載的穴位位置一模一樣，之後他再將這些良導點一一相連，發現居然與人體的十二條經絡路線圖相符。

西元一九七三年，漢文帝馬王堆三號墓出土一批簡帛醫書，包括《足臂十一脈灸經》、《陰陽十一脈灸經》等多部失傳的古醫書，其中記載的經絡圖，與現今版本的經絡圖非常相近。所以提到「濕氣」，我們也不免好奇，古人究竟是怎麼認識這個名詞的？

歷代典籍中提及的「濕氣」概念

從有人類開始，就有醫療的需求，世界上最早的醫學，起源於西元三千年前的古印度醫學、古埃及醫學，及西元前兩千年前半的巴比倫醫學，而中醫學，起源於中國漢族，至今也有數千年的歷史，最古老的文字記載，可以追溯到《黃帝內經》。《黃帝內經》紀載了公元前兩百多年，黃帝與岐伯關於醫學及健康的談話內容，是現今有文字記載，成書最早，影響最深遠的一部中醫藥專書。它的成書年代，約在西元前八〇〇年至二〇〇年間，至今仍無法確定。

西元一九七三年，從漢文帝馬王堆三號墓出土一批簡帛醫書，包括《足臂十一脈灸經》、《陰陽十一脈灸經》、《五十二病方》、《脈法》、《導引圖》等十四種醫書，讓我們對於古代醫療有更清楚的認識。而《黃帝內經》的內容包含兩大部分，一部分稱為「素問」，另一部分稱為「靈樞」。「素」就是質，「素問」是研究質的學問，《黃帝內經．素問篇》是研究人的體質──人體的生命規律、生理、病理及治療的系統性專書，理論完整而詳盡，其中〈經脈篇〉詳細論述十二經絡理論，既分陰陽，又分手足，同時還與臟腑相聯繫，比馬王堆出土的《足臂十一脈灸經》完整，故現今推測《黃帝內經》的成書時間約莫在公元一六八年後，漢文帝下葬的時間。

《黃帝內經》中的「積飲」，與現代中醫的「痰濕」相近

古人對於人體內水分的敘述，大多停留在肉眼觀察可見的事物，《黃帝內經》裡關於身體水分的描述，有「水飲」、「積飲」、「溢飲」、「水腫」等詞。以下《黃帝內經．素問篇．五常政大論》裡講的是透過研究氣候變化與疾病相關的篇章。

首先，我們要先了解傳統二十四節氣可以分為六氣，分別屬於風、熱、火、濕、燥、寒，六種不同的氣候，是古人長期觀察氣候特徵歸納出來的規律。而六氣是氣候變化的根本原因，三陰三陽則是氣候變化後所表現出來的現象。六氣與三陰三陽的關係為風化厥陰、熱化少陰、濕化太陰、火化少陽、燥化陽明、寒化太陽。以下為二十四節氣與六氣的對照表：

六氣	節氣
厥陰風木	大寒、立春、雨水、驚蟄
少陰君火	春分、清明、穀雨、立夏
少陽相火	小滿、芒種、夏至、小暑
太陰濕土	大暑、立秋、處暑、白露
陽明燥金	秋分、寒露、霜降、立冬
太陽寒水	小雪、大雪、冬至、小寒

六氣還可分為「主氣」及「客氣」，主氣為四時之氣，是固定不變的。而客氣會隨著年分更替，每年再細分為歲前及歲後，歲前為春夏，歲後為秋冬；歲前屬陽，歲後屬陰；歲前司天，歲後在泉。了解古人對於歲時節令的說法，便能輕鬆了解古籍的涵義。以下為六氣之客氣，司天在泉的對照表：

年支	司天	在泉
子午	少陰君火	陽明燥金
丑未	太陰濕土	太陽寒水
寅申	少陽相火	厥陰風木
卯酉	陽明燥金	少陰君火
辰戌	太陽寒水	太陰濕土
巳亥	厥陰風木	少陽相火

帝曰：善。其歲有不病，而藏氣不應不用者，何也。

岐伯曰：天氣制之，氣有所從也。

帝曰：願卒聞之。

岐伯曰：太陽司天，寒氣下臨，心氣上從……心熱煩嗌乾，善渴鼽嚏……沈陰化濕，氣變物「水飲」內蓄，中滿不食，皮𤸷肉苛，筋脈不利，甚則胕腫身後癰。

《黃帝內經．素問篇》第七十卷〈五常政大論〉第六節上段講的是黃帝問岐伯，一年當中，身體有應當生病但沒有生病，臟器有應當相應而不相應，應當發生而不發生的時候，是什麼道理？岐伯回覆，這是受到天氣影響的關係，是人體臟器順應天氣的關係。太陽司天的年份，也就是小雪、大雪、冬至、小寒節氣，寒水之氣下臨於地的時候，身體心臟之氣對應到天氣，因為太陽火氣極大，人體也容易有火熱之氣，會出現咽乾、口渴、噴嚏等症狀；因為節氣變化的規律，如果是太陽司天的年份，則太陰濕土在地，水濕從陰化，人體會出現水飲內蓄、腹中脹滿、皮膚麻痺、筋脈不利，甚至浮腫，背部生癰等症狀。由書中可發現，古人已經知道過多的水分會引起許多身體不適的症狀，並以「水飲內蓄、腹中脹滿」描述形容。

接下來，我們再看一段原文：

黃帝問曰：五運六氣之應，見六化之正、六變之紀，何如？

岐伯對曰：夫六氣正紀，有化有變，有勝有復，有用有病，不同其候，帝欲何乎？

帝曰：願盡聞之。

岐伯曰：請遂言之。夫氣之所至也……厥陰所至為風生，終為肅。少陰所至為熱生，中為寒。太陰所至為濕生，終為注雨。……太陰所至為「積飲」否隔……

《黃帝內經．素問篇》第七十一卷〈六元正紀大論〉

上段講的是黃帝問天地間五運六氣的變化，對於養生的影響，問岐伯六氣的正常變化或反常變化，有沒有什麼規律？岐伯回覆，六氣所至時，各有不同的變化，厥陰風木之氣到來時為平和，少陰君火之氣到來時為溫暖，太陰濕土之氣到來時為塵土濕氣，這些是屬於正常四時的氣候變化。而太陰濕土之氣來臨時，多會表現出身體沉重浮腫的狀態，也就是「積飲」否隔；根據天氣六氣的變化，便可以推測身體疾病病情的變化，濕氣偏盛的疾病會拉肚子，嚴重時水氣閉塞甚至會浮腫，這是利用自然界六氣的變化，判斷疾病病程的進展。

接下來，我們再從《黃帝內經》中理解「溢飲」一詞。

帝曰：脈其四時動奈何？知病之所在奈何？知病之所變奈何？知病乍在內奈何？知病乍在外奈何？請問此五者，可得聞乎？

岐伯曰：……肝脈搏堅而長，色不青，當病墜若搏，因血在脅下，令人喘逆；其耎而散色澤者，當病「溢飲」，溢飲者渴暴多飲，而易入肌皮腸胃之外也。……

《黃帝內經．素問篇》第十七卷〈脈要精微論〉

上段《脈要精微論》講的是透過把脈的要領，與脈象間精心微妙的變化，一脈知生死。黃帝問岐伯，脈象在四季的變化有什麼不同？如何透過脈象知道病情的所在位置、疾病的變化？岐伯回覆黃帝，脈是氣血運行的反應，藉由脈象可以了解整體氣血循環的變化，根據切脈的位置，可以了解體內臟腑的病變。脈象如果與四時陰陽之氣相反，要先判斷是有餘或不足，相反的脈象如果是有餘，表示邪氣大於正氣；反之，如果相反的脈象為不足，表示正氣虛損，本身氣血已不足。

人體陰陽升降與天地之間運轉環繞的道理是相同的，例如春天溫暖的氣候，會發展為夏天的暑氣；秋天強勁的風，會發展為冬天的寒殺之氣，四季的陰陽升降有一定的規律及道理。春天的脈如規之象，夏天的脈如矩之象，秋天的脈如稱衡之象，冬天的脈如稱權之象，人體的脈象是與天地相合的。如果把到肝脈堅而長，搏擊指下，臉色應該呈現青色，如果臉色反而沒有呈現青色，可以判斷病邪應該不在體內，可能是因為外傷跌倒或外力敲打所傷，使血瘀於脅下，阻礙肺氣升降，而發生喘逆的症狀；如果脈軟而發散，加上臉色鮮豔，可以知道是本身體虛，為「溢飲」發病，原因是口渴暴飲，使水來不及化氣，水氣直接流到肌肉皮膚之間及腸胃道外的空間，稱為「溢飲」。

我們理解水分跑到肌肉皮膚之間及腸胃道外的空間，稱為「溢飲」，接下來，便可以了解水分過多，會引起「水腫」。以下請先看一段原文：

帝曰：水俞五十七處者，是何主也。

岐伯曰：腎俞五十七穴，積陰之所聚也，水所從出入也。尻上五行行五者，此腎俞。故

水病，下為胕腫大腹，上為喘呼，不得臥者，標本俱病，故肺為喘呼，腎為「水腫」，肺為逆不得臥，分為相輸俱受者，水氣之所留也。

《黃帝內經．素問篇》第六十一卷〈水熱穴論〉

上段講的是治水病的輸穴，及治熱病的輸穴，黃帝問岐伯，為何少陰主腎？為何腎主水？岐伯回覆：腎為至陰之臟，至陰屬水，所以腎為水之臟。肺屬太陰，腎屬少陰，是旺於冬令的經脈。所以水的根本在腎，但標的在肺，肺腎二臟，都有可能因為積聚水分而產生疾病，而提出「水腫」一詞。

東漢《金匱要略》首提「痰飲」，至今為現代中醫遵循

秦漢時期的《黃帝內經》，對於身體水分的描述，有「水飲」、「積飲」、「溢飲」、「水腫」等詞，直到東漢時期醫家張仲景，在《金匱要略》裡才首次提出「痰飲」一詞。

正常健康的身體，會讓吸收後的營養轉變為精微物質，稱為「**津液**」，而多餘的能量及水分，則形成「**痰飲**」。西醫認為「痰」是指喉嚨咳出的有形分泌物，通常會混雜著病毒或細菌的殘骸，以及一些體內的免疫細胞及分泌物等等；中醫的「痰」和「飲」則是兩種不同

狀態的東西，中醫的「痰」指的是「水液停聚凝結，形成一種質地黏稠厚重的東西」，「飲」則是「水液停聚凝結，形成一種質地較清晰的東西」。所以「痰」、「飲」兩者型態非常類似，但又不完全相同。

「痰」的形成是因為各種因素，包括自然界的風、寒、暑、濕、燥、火等因素引起，或是因為飲食不當、情緒起伏、勞累過度、體質虛弱等，導致體內肺、脾、腎的氣化水濕功能失調，使得體內水分無法正常地運輸分布，凝結日久的水分便形成痰。如果肺氣不足，表現在臨床症狀上，會是咳嗽、胸悶、氣喘及咳痰等，所以有「**肺為貯痰之器**」的說法；如果脾氣不足，凝積日久的水分便結在中焦，會出現腹脹不舒服、食慾不振，甚至經常有嘔吐感、脹氣等症狀；如果腎氣不足，無法排除體內多餘水分，性質黏稠的水濕便累積在局部循環不佳的部位，形成身體莫名的皮下大小囊腫、良性胸部纖維囊腫及腫瘤等等。其中一種最特殊的情況是「**痰濁蒙蔽心神**」，不完全凝結的痰，隨著體內氣的流動到處流竄，痰濁內阻時，便會表現出痰鳴神昏的現象，還會出現煩躁、發狂、癡呆、癲癇甚至中風的現象呢。

「飲」的形成特別是指體內臟腑的功能失調時，引起水分局部滯留停積的情況，原因包括先天脾陽虛弱、胸陽不振，再加上外來的風寒水濕侵犯，及本身飲食、情緒、作息的失調，導致體內水分的分布發生障礙。「飲」是型態質地較清晰的液體，也可以視為比較不嚴重的「痰」。

接下來，我們先來看看《金匱要略》中提出「痰飲」一詞的原文：

問曰：夫飲有四，何謂也？師曰：有痰飲、有懸飲、有溢飲、有支飲。

問曰：四飲何以為異？師曰：其人素盛今瘦，水走腸間，瀝瀝有聲，謂之痰飲；飲後水流在脅下，欬唾引痛，謂之懸飲；飲水流行，歸於四肢，當汗出而不汗出，身體疼重，謂之溢飲；欬逆倚息，短氣不得臥，其形如腫，謂之支飲。

夫病人飲水多，必暴喘滿……病痰飲者，當以溫藥和之。……

《金匱要略》第十二卷〈痰飲欬嗽病脈證并治〉

《金匱要略》裡首次提出「痰飲」一詞，根據水分停留的部位，把飲區分為痰飲、懸飲、溢飲、支飲四類，並提出「溫藥和之」的治療原則，至今仍為現代中醫臨床遵循。

痰飲是最常見、也是最常發生的現象，水分停留在腸胃之間，導致腹部感覺又脹又滿，經常會聽到腸鳴或水聲漉漉，嚴重時還會嘔吐腹水。

懸飲指的是水分停留在胸腔及橫膈膜之上，胸部經常會感覺脹滿不舒服，咳嗽或深呼吸時也會感覺牽引疼痛。

支飲指的是水濕停留在心臟及肺部，如果心臟水分過多，容易增加心臟的負擔，而肺臟是氣體交換的通道，肺積水會減少肺部儲存及交換氣體的空間。臨床上經常看到有人深深吸一口氣就會咳嗽，或是每天都有許多痰液產生，或是經常需要清喉嚨，吐出的痰液都是清清白白帶些許泡沫，就是因為有水濕停留的緣故。

如果水濕停留在四肢或皮膚，便稱為溢飲，此時會明顯感覺四肢沉重、骨頭痠脹、身體在伸展時特別不舒服，同時常常合併有小便不順的現象。

隋唐時期提出「百病皆由痰起」

隋唐時期，對於「痰」及「飲」兩個字有更深的解釋，隋朝醫家巢元方在《諸病源候論》提出病理學說，認為「百病皆由痰起」：

一、痰飲候

痰飲者，由氣脈閉塞，津液不通，水飲氣停在胸腑，結而成痰。

《諸病源候論》第二十卷〈痰飲病諸候 凡十六論〉

《諸病源候論》是中醫第一部講解疾病成因、病理現象及臨床症狀的專書，隋朝醫家巢元方認為痰飲是因為體內氣脈閉塞、津液不通，水飲氣停在胸腑，結而成痰。

唐朝醫家孫思邈在《千金翼方》提出五飲之說。《千金翼方》可以說是現存最早的醫學百科全書，是古代醫學教育的教科書。

大五飲圓主五種飲，壹曰留飲，停水在心下，貳曰澼飲水，澼在兩脅下，參曰淡飲，水在胃中，肆曰溢飲，水溢在膈上五藏間，五曰流飲水，在腸間動搖有聲，夫伍飲者，皆由飲後傷寒，飲冷水過多所致方。

《千金翼方》第十九卷〈淡飲第四〉

《千金翼方》延續秦漢時期對於「痰飲」的說法，並明確將「飲」分為五種形式。如果說「痰」是指水分代謝異常所引起的疾病，那「飲」就是指代謝運化失常的水分，停留於人體不同的部位。停留在心下及胃的水分，稱為「留飲」；停留於身體兩側、胸脅部位的水分，稱為「澼飲」；停留在腸胃之間的水分，稱為「痰飲」；停留在橫膈上、各個臟腑的組織之間，稱為「溢飲」；如果水分流竄在胃腸之間，有腸鳴的聲音，則稱為「流飲」。

宋朝楊仁齋在《仁齋直指方》明確提出痰與飲的區別，濁者為痰，清者為飲，提出飲清晰而痰稠濁。元朝朱震亨在《丹溪心法》首度提出痰邪的說法：

……肥人中風，口喎，手足麻木，左右俱作痰治。

《丹溪心法》第一卷〈中風〉

朱丹溪治病，以痰為重，他提出「**痰之為物，陽氣升降，無所不到**」。《丹溪心法》在現代中醫仍有很高的臨床實用價值，對於痰病的敘述最為詳盡，同時也特別描述了痰邪的流動性。

明代《景岳全書》為「痰飲」下定義

明朝張景岳在《景岳全書》卷之三十一〈貫集雜證謨 痰飲篇〉中，詳細論述「痰飲」的定義，他提到：「**〈五常政大論〉曰：『太陽司天，濕氣變物，水飲內稸，中滿不食。』**」在太陽司天的季節，體內變得濕氣很重，水飲蓄積在體內，經常會感覺腹部脹悶不舒服，而且食慾不振。並參考歷代古醫家的內容，對於痰飲詳細做了六條辨證，說明本無痰證，只有積證；痰之於飲，雖曰同類，而實有不同；痰即人之津液，無非水穀之所化；痰涎本皆血氣；痰有虛實，不可不辨；五臟之病，雖俱能生痰，然無不由乎脾腎。蓋脾主濕，濕動則為痰，腎主水，水泛亦為痰。

在《景岳全書》卷三十一〈貫集雜證謨 濕證篇〉並提出七條論治，〈至真要大論〉曰：「**諸濕腫滿，皆屬於脾……濕氣大來，土之勝也，寒水受邪，腎病生焉。**」脾苦濕，急食苦以燥之，禁濕地濡衣。濕之為病，有濕從內生者，在肌表、在經絡、在筋骨、在肌肉、在臟腑。凡肌表經絡之病，濕由外而入者也；飲食血氣之病，濕由內而生者也。對於「濕證」，也提出詳盡的定義及論治，可以說是對於濕氣最早有著墨的醫家。

回顧歷代醫家對於濕氣的論述，從秦漢時期的水飲、積飲、溢飲、水腫，隋唐時期明確區分出痰與飲，一直到明清時期，才提出濕氣的說法。濕氣是一種具體能量，主要是一種身體水分代謝異常的形式。古代醫家多以液體或半凝固狀的液體，來形容造成身體營養物質無法正常代謝的狀況，現代中醫加入了「氣」的概念，將這種代謝異常的水分特別再區分為濕、水、痰、飲，關於人體津液的代謝與氣化，隨著時代潮流的演進，也改變我們對於身體的描述方式，以濕氣為理論，也算是中醫理論上一個非常重要的里程碑！

濕氣論述的進程

- **秦漢時期**：提及水飲、積飲、溢飲、水腫
- **隋唐時期**：明確區分出「痰」與「飲」
- **明清時期**：提出濕氣的定義及論治
- **現代中醫**：加入了「氣」的概念，體內水分需要靠氣來推動

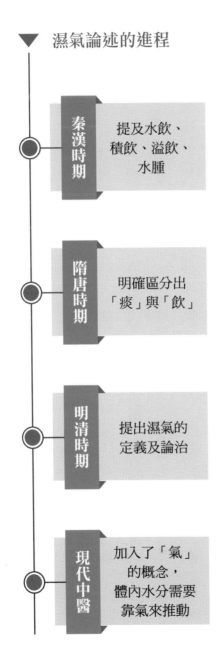

「濕」在人體內的運化

一般我們認識一個字，以文字學的觀點，會以研究文字的起源、出處、演變及結構等為主題，以「濕」字為例，在文字學中解釋左半邊的水為形符，右半邊為聲符等；但依據中醫的觀點，會綜合觀察自然界的的現象，經過理解歸納後，應用到人體的現象來做描述。「濕」這個字，原意在《說文解字》中的解釋是：「**水。出東郡東武陽，入海**」，依現今地理學描述，應該是指目前已經乾涸，黃河的支流「漯水」。我們可以發現，「濕」與「漯」在字形上十分相似，同樣指的是水，甚至清代顧藹吉於《字鑑》一書曰：「**濕漯本是同一字**」。可見濕在人體，就好像自然界原本就存在的漯水，不需要覺得身體絕對不能有濕，甚至對於濕避之唯恐不及。我們仔細觀察「濕」字，對於濕的含義也就更加清楚：被水浸濕的絲織品，掛在太陽底下，水分蒸發到空氣中，煙霧瀰漫氤氳的樣子，就形成了濕。

所以濕的本質就是水，濕從水來，但不等於水，我們通常把「濕」理解為存在天地之間細微的氤氳之氣，為無形之物。就像空氣中的水蒸氣，你只能感受到它，知道它的存在，卻看不到它；而水是有形之物，確確實實地讓我們感受冰涼及溫度變化，如我們每天會喝的水，以及大自然降下的雨水等。

水與濕之間，當然也是互相可以轉化的，由簡單的化學變化可以得知，水要變成濕，必須透過高溫蒸發，對應到人體，必須經由陽氣的推動蒸發，陽蒸水動，使水氤氳成濕；而濕要凝結成水，必須在降低溫度的條件下，所以人體的陽氣，在水與濕的轉化過程中，扮演了舉足輕重的角色。中醫經常以大自然的變化，來描述人體內生理病理的變化，大自然中唯一的能量來源為太陽，對應到人體唯一的能量來源即為陽氣。「濕」在體內是透過氣的推動與轉化，才能運行到全身，而這一系列的轉化除了有賴陽氣的鼓動，還需要一條通暢的管道，讓濕的代謝順利進行。

講到這裡，我們對於濕，要先下個定義。雖然我們知道，它是人體之間細微的氤氳之氣，為無形之物，由水而來，但這樣還是不夠明確。人體之中，與水意思相關的，均稱為「津液」。津液，泛指身體一切正常的水分來源，包括存在各個臟腑、組織、器官之間的體液及分泌物，以水為主要成分。津與液，還可以再細分為不同的狀態：

津，指的是質地較清晰、含水量較高、流動性佳、廣泛分布於體表、四肢及血液中的水分，主要的作用是滋潤、保濕、保水的功能。

液，指的是質地偏濃稠厚重、含水量較低、流動性較低的水分，一般分布在骨頭關節、腦髓孔竅及各臟腑之間，主要的作用是濡養。

滋潤與濡養，兩者的功能非常類似，但濡養涵蓋更多營養物質供給的作用，滋潤則偏向潤滑、保水。

當然，津與液之間也是可以互相轉化的。津液從飲食而來，也就是食物中的營養物質（中醫稱作精微物質），經過胃、脾、肺、三焦等臟腑的作用之後，轉化生成之物即稱為津液。

體內津液的輸送與吸收

《素問．靈蘭秘典論》曰：「**脾胃者倉廩之官，五味出焉。**」意思是說，人體的脾和胃，是儲存穀物的倉庫，飲食入胃後，胃主受納、脾主運化，透過胃的研磨、消化，與脾的升清，便生成食物的五種味道。脾在西醫的解剖上，是指胃周圍的一些淋巴組織，不具有特殊的重要功能，在中醫卻是「後天氣血生化之源」。脾這個字，以文字學的觀點，為形聲字，從肉卑聲；但中醫理論會觀察脾這個字，左邊是肉部，右邊是一個婢女的卑，代表像「脾」這樣一個臟，是負責全身營養的重要功能，就像一位謙卑的婢女，擔負著乘載、受納食物的能力。同時脾在五行中屬土，而土為萬物生滅之母，體內的脾，還同時具有運化、統血、主肌肉等作用。

所以體內津液的生成主要是透過飲食入胃，透過胃的受納及腐熟，游溢精氣，將液態的水分透過脾的升清，輸送到肺，將固態的食糜繼續推向小腸，在小腸進行分清秘濁。同樣的，液態的水分在小腸也會再吸收，送回脾，運到肺，剩下固體的濁物則繼續運送到大腸。在大腸時，會再進行最後一次的水分吸收，吸收回來的水分一樣會送到脾，運到肺，剩下的殘渣才會形成糞便，排出體外。至於從脾運送到肺的水分，透過肺的呼吸作用，鼓動氣血，便將水分送到全身的經絡，有些會透過皮膚表面排汗排出，大部分會由腎臟吸收後送到膀胱，並藉由小便排出。

存在於經脈血管裡的津液，是構成血液的成分；存在經脈外，儲存於組織間液之間的，是構成間質液的成分。間質液是由細胞所產生的流動物質，不同的細胞會產生不同的間質液。包括纖維、基質、組織液、血漿、淋巴液等等。間質液對於細胞有支持、支撐、保護、連結及營養供給等作用，並參與細胞生存所需要的微循環。所有的細胞與細胞之間都存在著間質液，間質液的濃稠程度和所處的環境及周圍的細胞型態有關，位於上皮細胞之間的間質液最少，位於結締組織間的間質液較多。

由此可知，「濕」包括人體細胞生存所需要的所有液體環境，也包括細胞代謝時所需要的所有物質；「濕」包含細胞的代謝產物，包含細胞之間不斷進行交換的物質，如氧氣、養分、二氧化碳、廢物等，所以「濕」是一種動態平衡的存在，不斷進行更新。

人體津液生成及代謝的生理過程，與五臟息息相關，其中以肺、脾、腎三臟特別重要，而其中又以腎為首要，因腎為水臟，原本就與津液的調節相關。如果體內津液不足，腎無法發揮正常的排泄功能，會進一步導致身體化燥傷津，嚴重時甚至使陰液虧虛，脫液亡陰——以現代醫學的理解就是體液不足導致低血壓性休克，甚至會有生命危險。

藏於臟腑的「濕」有哪些？

分布於五臟的津液，特別稱為「五液」，是由五個臟腑分別產生的液體，但實際上在生成、輸布、排泄的過程中，還是於五臟之間彼此共同完成。中醫將汗、涕、淚、涎、唾分屬於五臟，也就是汗為心之液、涕為肺之液、淚為肝之液、涎為脾之液、唾為腎之液。

▼心之液

汗為心之液。《素問．陰陽別論》曰：「**陽加於陰謂之汗。**」陽，指的是身體的陽氣；陰，指的是身體的陰液。陽加於陰，意思是說身體的津液，透過體內陽氣的蒸騰氣化後，會以汗液的形式排出體外。津液是構成身體血液的成分之一，汗為血液之津液所化生，而心主血脈，所以說汗為心之液。臨床上常發現流太多汗，容易耗氣傷津，而津虧血少的人，也不容易出汗。中醫認為：「**心之所藏，在內為血，發於外者為汗，汗者心之液也。**」所以出汗是陽氣蒸熏陰液的結果，大汗淋漓時會傷及人體的陽氣，中醫說「**大汗亡陽**」，因此運動後大汗淋漓，記得要先把身上的汗水全部擦乾再沖冷水，避免體表毛孔未收之時，又讓濕邪入侵體內。常見的自汗，是因為心氣虛，導致體表的衛氣（見p.38）無法保衛體內的津液，汗水自動流出；而半夜盜汗，或更年期盜汗等情況，也常見於心陰虛的體質。

▼肺之液

涕為肺之液。鼻涕，是鼻腔內正常分泌的保護性黏液，作用包括滋潤表皮、維持恆溫及過濾外來的病菌。鼻為肺之竅，肺氣正常運作的情況下，鼻涕的量恰好可以潤澤鼻竅，《靈樞．脈度》：「**肺氣通於鼻，肺和則鼻能知臭香矣。**」正因為肺開竅於鼻，所以肺寒時，鼻流清涕；肺熱時，鼻流濁涕。有時候我們因為情緒激動，悲傷大哭，會一把鼻涕一把眼淚的，這時候的鼻涕，是屬於悲傷情緒的宣洩出口，透過鼻涕的流出，也宣洩身體多餘的熱氣，讓緊繃的情緒降壓，進而達到舒壓的目的。肺主氣，所以經常悲傷或哭泣，對於肺是很大的傷害，也容易形成肺氣虛的體質。

脾之液

涎為脾之液。涎是比較清晰的口水，也是正常口腔分泌的唾液，功用是保護並滋潤口腔，同時具有澱粉酶，可以幫助消化澱粉類的食物。脾開竅於口，脾中的精華往上舒布於口內，即為涎，正常的脾胃功能運作時，會分泌不多不少的涎，滋潤口腔，並幫助食物消化；如果脾胃虛弱，涎分泌不足，會常常感覺舌頭很淡，吃東西沒味道，甚至易出現口乾口苦等症狀。「望梅止渴」時，口中產生的分泌物就是涎，而「垂涎三尺」時，就是受到食物香味或視覺的刺激後，體內自然分泌的液體，量多甚至流出口外。

肝之液

淚為肝之液。肝開竅於目，肝血及肝氣充盈之時，津液充足自然形成淚，溢於目眶。同樣的，當身體肝火過旺時，體內多餘的火氣可以透過淚水的宣洩，讓身體恢復平靜，也是水分代謝正常的一種表現！正常的淚液可以保護眼結膜，滋潤雙眸，如果肝血不足，透過眼淚的異常表現可以得知。從生理結構上來看，眼淚其實是從眼球外側的淚腺所分泌，淚水的成分與血相關，以血為原料，透過淚腺加工後形成。流眼淚的過程，則是淚水從淚腺分泌後，滋潤結膜，最後從淚小管、淚囊排出。所以淚液的實際成分，除了水分、百分之九十以上是脂質，再加上黏液層，缺少其中任何一個成分，眼睛就會感到乾澀。所以肝血不足的體質，容易會有眼睛乾澀的困擾。

▼腎之液

唾為腎之液。腎氣充足時，腎陰上充於口即為唾，正常的唾液，與脾所分泌的涎不同，唾是質地較黏稠的液體。中醫認為，唾是由兩個經外奇穴「金津穴、玉液穴」所分泌的。「金津穴、玉液穴」的位置在口腔內，舌繫帶兩側的靜脈上，左為金津，右為玉液，也是現代解剖學上發現，左右舌下腺開口的地方。唐代醫家孫思邈有一套養生功法，就是「**晨興漱玉津**」。每天早上醒來時，讓舌頭在口腔內攪動三十六下，促進口中的唾液腺分泌唾液，用這個唾液漱口三十六下，然後分三口，徐徐嚥下。後代稱此法為「赤龍攪海」，把舌頭比喻為「赤龍」，「海」即為口腔，在早晨醒來還沒有進食的情況下，就進行這樣的養生功。唾液具有滋潤口腔，幫助食物消化的功能，同時還有清潔及保護口腔的作用。所以腎精虧損時，唾液量也會減少。

身體的水分需要靠「氣」來推動

「氣」，甲骨文字形「☰」，與三相似，「二」代表混沌初起，「二」代表天與地，在天地之間添加一個橫向的指事符號，代表天地之間氣的流動。同時為了與數目「三」字作區別，把第一橫寫的起點加個折筆，同時加強了整個筆畫的流動感，將「气」從指事字變成象形字。造字的本意，是指容易在天地之間均勻擴散、流動飄逸的物質。加了「米」字的「氣」，米指食物，泛指人體內由腸胃消化食物後產生的氣體。

《黃帝內經》裡提到關於「氣」的描述，大約可以歸類為天地萬物的氣、歲時節氣的氣、數序五運六氣的氣、人體五臟六腑的氣，及人體的元氣、宗氣、營氣及衛氣等，都是指「氣」，甚至形容一個人的「脾氣」，講一個人心存「正氣」，到針灸後有療效的「得氣」，都是氣，涵蓋一種具有活動力，能讓萬物生長的能量物質。

氣的來源與運行

人體內的「氣」，來源為先天及後天，先天之氣，就是從父母親那裡得到的精微物質；後天之氣，是從食物及自然界的空氣所得到的精微物質。有了氣的來源，也就是組成氣的原料，還必須進一步透過體內臟腑的作用，才能形成人體內周而復始，源源不絕的氣。

氣的生成，從儲存於腎的先天之氣開始，由兩腎之間的命門往上走，到脾胃與後天之氣結合，再往上與肺部呼吸的空氣結合，形成人體的氣。形成的氣，再經由肺的生發、肅降功能，使之運行到全身。

人體內的水分，需要靠氣的作用才能運行。也可以說，真實存在的水分，必須透過氣轉化為「濕」，才能運行到全身。而這樣的轉化需要陽氣的溫煦、氣化作用，如果體內的陽氣不足，水無法化為濕，人體內的水分便無法進行作用。人體百分之七十左右都是水，人體水分的運行，如何達到恆溫，關鍵就是「濕氣的流通與氣化」。如果把身體的陽氣想像成熱源，加熱的濕氣透過經絡的通道，逐漸散佈於全身各部位，便達成了身體各處的溫度平衡。我們可以想像這樣熱能傳遞的過程：流動的濕氣通過經絡運行到達身體的各個部位，而濕氣再從各部位的細胞滲透到組織，逐步影響組織間液，進而達成恆溫的狀態，而人體同時有散熱系統，預防溫度不斷升高，肺與皮膚便擔任散熱的功能，將多餘的熱散出體外，使人體保持恆溫狀態。

人體後天由食物得到的氣，分為元氣、宗氣、營氣、衛氣，而這些氣，都是經由先天的腎氣、食物的精微之氣，透過脾胃、肺、腎等臟腑轉化生成的。

元氣

來源主要是先天的腎氣，由父母親所給的精氣，透過腎的轉化而生成。元氣在人體氣的角色，相當於一部車的引擎，是人體生命的原動力，如果要維持正常的活動力，一定要有元氣。

宗氣

指由脾胃吸收食物的精華，轉化而成的水穀精微物質，往上送到肺，與肺中吸入的清氣相結合後，形成輔助肺部進行呼吸功能，與協助心臟推動血液循環的能量。

營氣

主要來源是食物，《黃帝內經》曰：「**營行脈中**」。營氣是在宗氣的基礎上轉化產生，循行於體內經脈之中，在全身的循環是一種周而復始，如環無端的封閉式循行，同時也是血液化生的重要組成成分，主要的生理功能就是「化生血液，營養全身」。營氣的運行從手部經絡到腳部經絡，再從腳部經絡回到手部經絡的循環，就是大家熟知的「子午流注」，除了在空間上有一定的循行順序，在時間上也有特定的規律。

▼衛氣

來源與營氣相同，但「**營行脈中，衛行脈外**」。衛氣特別指具有保衛作用、慓悍、滑利而疾速的氣，主要負責身體的防禦功能，抵抗體外的邪氣，避免外邪入侵，同時還具有溫暖表皮、開闔毛孔、汗孔及維持人體恆溫的作用。

腎是氣的來源，加熱的系統分布於經脈、絡脈之間，正常生理代謝的水濕是「濕氣」，如果濕氣過多變成異常，此時就稱為「濕邪」，是一種病理狀態了。

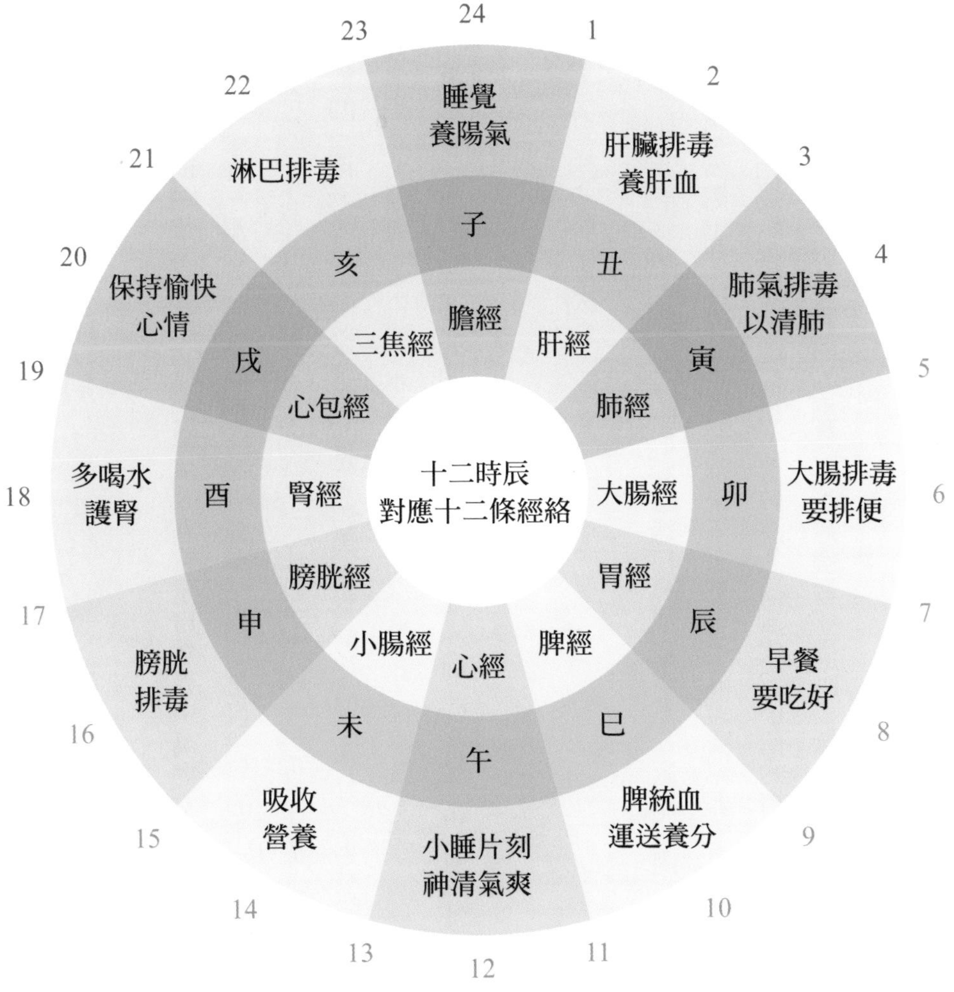

▲人體經絡在一天之中，
子午流注的循行時間。

濕氣太過變成濕邪，不及變成燥邪

以上了解濕的由來，了解正常的濕氣，其實是自然界中萬物生長的必要因素，也是人體內正常水分的總稱。濕氣「內外有別」，「外濕」指的是自然界的水分及濕氣，包括天上的雲霧、夏日的雷雨、秋天的晨露、冬天的冰雪、山裡的泉水、涓涓的溪流、江流匯入的大海等，都是中醫稱的「濕氣」。「內濕」指的是人體內正常的津液及水分，也就是前述所提的體液、組織間液、宗氣、營氣、衛氣等水濕代謝相關的濕氣。如果濕氣太過，影響到人體的健康，便成為「濕邪」，而濕邪造成的問題林林總總，根據受邪的途徑，也有內外之分。

內濕與外濕的分別

「外濕」引起的疾病，指太多的濕邪透過口鼻或皮膚毛孔入侵體內，比如在梅雨季節、久居濕地、經常淋雨出汗未擦乾身體等情況下，都有可能遭受濕邪。「內濕」引起的疾病，指體內運化濕氣相關的臟腑功能受損，導致濕氣排泄代謝不佳的情況，比如脾胃功能失調、肺氣受阻、腎氣不足等等，體內的濕氣無法透過發汗排出，無法透過尿液排出，水濕累積在體內，變成容易誘發疾病的一種因素。

如果濕邪是個問題，那我們是否應該盡量避免接觸水分，盡量別泡腳、別洗澡，甚至最好不要游泳呢？其實「外濕」要引起疾病，並非一朝一夕就會形成，當我們透過泡腳養生保健時，其實是透過溫熱的水分刺激足底諸多經脈的穴位，加速經脈及濕氣循環，並透過發汗的方式排除體內多餘水分，反而可以排除體內多餘的「內濕」。要提醒大家的是，泡完腳、游完泳、淋過雨後，記得要把體表多餘的水分即時擦乾，適當地保持體表毛孔呼吸通暢，如此自然不易受到外在的濕氣影響。同理，夏天天氣熱，大汗淋漓後，如果沒有先把汗水擦乾就直接沖冷水，在毛孔未完全閉合之際，也容易讓濕邪入侵體內！

所以，濕氣太多不行，太少也不行，如果體內濕氣不夠，身體容易出現乾燥的現象，例如皮膚乾、眼睛乾、口乾舌燥、大便乾硬等，反而形成「燥邪」，嚴重甚至會造成脫水，或出現乾燥症候群呢！

脾胃虛弱造成的濕邪與痰飲

正常情況下，我們可以透過食物汲取營養，在食物進入胃部消化後，屬於營養成分的精微物質會被脾胃吸收，並往上輸送到肺部。肺朝百脈，肺部透過一呼一吸之間，會將這些營養物質透過血液傳到身體的五臟六腑，進行身體的新陳代謝。如果脾胃失去健運的功能，造成營養物質堆積，而無法有效地被身體加以利用，這些養分反而會變成負擔，導致身體肥胖。

中醫認為脾主運化，身體的脾，是體內津液代謝的總開關，如果脾虛失去運化，原本應該轉化為營養的精微物質，反而會變為濕氣及痰飲，導致痰濕堆積體內，不僅使人容易肥胖，還易感覺疲倦乏力、頭重腳輕、皮膚黯淡呢！「金元四大家之一」的著名中國醫學家李東垣，在《脾胃論》一書提到：「**脾胃俱虛，則不能食而瘦，或少食而肥，雖肥而四肢不舉，蓋脾實而邪氣盛也。**」所以大部分脾胃虛弱反而容易引起身體肥胖呢！

常常有人說：「我食慾非常好，什麼都吃，應該沒有脾胃虛弱的問題。」其實如果看過本書的介紹，大家應該能了解「脾主運化」的功能。傳統醫學認為，「**胃主受納，脾主運化**」，我們的胃是容納吃進去的食物，由於胃壁是由具有彈性的三層肌肉層組成：包括內層斜走的肌肉層、中層環狀的肌肉層、以及外層縱走的肌肉層，透過三層肌肉的交互作用，可以有效地碾碎、研磨食物，並暫時予以儲藏，所以不論我們吃得再多，胃似乎都可以容納得下。但是別忘了，脾主運化，就好像我們對於胃部消化功能所提供的能量來源。大家如果看古時候生火的灶，在燒火時必須不間斷地添加木材，才能維持一定的火勢。如果太過心急，一下子把所有的木材都堆滿了灶口，連一點點縫隙也不留，其實整個爐灶只會一直冒煙，連火都點不起來。有經驗的長輩一定會在灶口留點空間，讓柴火擁有充分的空氣對流，也才能讓柴火又旺又穩呢！同理，飲食的原則是七分飽，養生的基本觀念是適量均衡，過多的熱量無法讓身體產生更多動能，反而會全部堆積為脂肪，造成身體更大的負擔呢！

辨別體內的濕邪情況

中醫首重觀察舌苔

如何判斷身體的濕氣呢？其實只要透過簡單的伸伸舌頭，就可以了解體內的濕邪狀況。中醫認為：「**舌為心之苗，又為脾之外候**」，舌頭可以非常靈敏地反應出身體的狀況。健康的舌頭，舌體淡紅而潤澤，舌面有一層薄薄的舌苔，薄白而乾濕適中，不滑不燥。如果舌苔白、厚、滑膩而濕潤，表示體內寒氣重；如果舌苔粗糙或很厚、膩發黃，代表體內有熱，又濕又熱，為濕熱體質。

一般中醫望診，如果看到舌頭邊上呈現鋸齒狀，而且整個舌頭都鋪滿了舌苔，那就表示體內濕氣太重了。除了看舌苔，一般還會看舌頭各部位的變化。中醫將五臟分配於舌頭的各

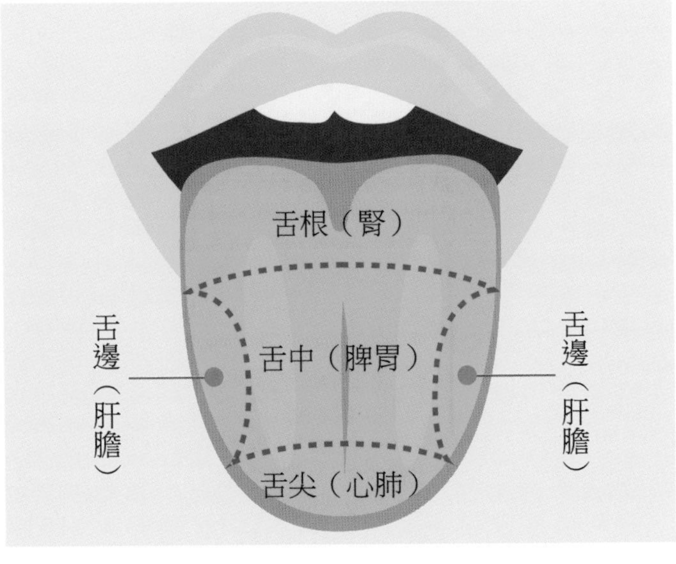

個部位，由舌尖可以判斷心與肺的疾病；由舌中主要判斷脾胃的病變；舌的兩邊屬肝膽相關的疾病；舌根則為腎相關的疾病。

因此，以後起床刷牙前，記得先看一下自己的舌頭，正常的舌頭應該是乾乾淨淨、呈粉紅色，上面有薄薄的舌苔。如果整個舌頭非常胖大，兩側有明顯的齒痕，舌苔又白又厚又膩，則代表體內濕氣較重。

起床後感覺四肢沉重

除了透過舌苔，我們還可以根據起床後身體的感覺，來判斷體內濕邪的情況。

如果起床後感覺好像一整晚都沒睡好，身體還是非常地沉重、不清爽，甚至有人會感覺身體好像穿著一件濕衣服一樣，黏膩不適，都代表體內的濕邪未除。中醫認為「**濕重如裹**」，濕的特性是重、是下，所以如果身體一直都有被濕衣服包圍的感覺，早上爬不起來、感覺頭部好像裹著一團布、讓人打不起精神、也懶洋洋地不想動，就是典型體內濕氣重的表現。

身體依照濕氣侵犯的程度，由輕而重可區分為：濕在皮、濕在脈、濕在肉、濕在筋、濕在骨。濕在皮，表示體內的濕氣過多，藉由皮膚排出濕氣時，會有一些皮膚的症狀，如濕疹、瘙癢、發紅、粉刺等；濕在脈，表示走在經脈中的營氣，因為功能不佳，使水濕無法有效地轉變為營氣，身體會產生局部痠麻脹痛、困倦乏力等症狀；濕在肉，表示水濕留存在肌肉之間，人體會有無精打采、怎麼休息也無法消除的疲累感；濕在筋，表示水濕停留在關節轉折的筋骨部位，會有筋脈不暢的症狀，容易抽筋，也會經常扭到；濕在骨，指水濕停留在身體最深沉的地方，影響了體內骨質的結構及彈性，會有肩背疼痛、骨節痠痛的症狀，尤其是天氣一變，骨節不舒服的症狀更是明顯。

下肢容易水腫

《黃帝內經》曰：「**飲入於胃，游溢精氣，上輸於脾，脾氣散精，上歸於肺，通調水道，下輸膀胱，水精四布，五經並行。**」造成水腫的病因，以肺、脾、腎三臟為主，任何一個臟腑失調，都會導致體內水濕排不出去，因而造成水腫。中醫認為造成水腫常見的原因包括：肺氣虛、肺氣不宣、脾失健運、腎氣虛損及氣滯血瘀等。肺氣虛一般發生在缺少運動的人，體內水濕流動不暢，又不常流汗，所以容易水腫；肺氣不宣是肺部的功能出了問題，例如感冒所導致的肺氣不宣，這類體質需預防反覆感冒的發生；脾失健運是導致水腫最常見的原因，脾居中焦，在人體內的位置及功能，好比植物所需要的土壤一樣，人進食後透過胃的消化吸收，才能產生足夠的氣，加上脾的運化，才能將水分及養分運送到身體各部位供使用。如果脾胃虛弱，導致脾的運化失常，水液無法運行，就會引起水腫。腎為水臟，主水，人體多餘的水分，必須透過腎臟將其轉化成尿液之後排出體外，腎氣虛損的人小便不利，無法順利排除體內多餘的水分，自然會導致水腫。而氣滯血瘀多發生在外傷的情況，因為患處局部水腫兼瘀青腫脹，自然會腫。

精神不佳，容易疲倦

過多的濕邪停留在體內，容易影響正常的代謝。濕為陰邪，中醫的觀點認為，如果體內有過多代謝廢物無法排出體外，便稱為痰濕之物。如果痰濕繼續累積在體內，久而久之造成身體的功能異常，便稱為「痰濕症」，相當於西醫所說的「代謝症候群」。沒有規律運動習慣的女性、年過中年大腹便便的男性，都是容易堆積痰濕的族群。一旦痰濕堆積，陽氣受阻的現象會更嚴重，濕邪若侵犯了身體的經絡，不僅四肢會感覺疲乏困重、懶得活動，清氣不升的結果也會使精神不佳、頭腦不清醒，感覺體力不濟。

大便沖不乾淨，小便淋漓不盡

清晨起床後，不妨看看自己的排便情況，如果出現大便黏在馬桶上，或不成形，沖好幾次還沖不下去的話，就是非常典型濕氣重的表現。大便的成分中有百分之七十至八十是水，因此健康的大便應是浮在水面上的。糞便的粗細與肛門的括約肌力道有關，因人而異，只要解便時不很費力，屬於偏軟有成形即可；如果排出的糞便成顆粒的羊屎便狀，表示水喝得不夠，腸道太乾。有的人因腸道吸水功能失調，或自律神經失調，或緊張焦慮導致交感神經與副交感神經失衡，大便會稀散或成水狀，除了體內濕氣過重的因素之外，也需同時考慮身體的其他臟腑功能是否失調。

《黃帝內經》曰：「**傷於濕者，下先受之**」，濕的特性與水相同，水往低處流，濕氣也最容易侵犯人體的下焦。濕邪阻於下焦，會引起腎臟和膀胱問題，導致小便淋漓不暢。而女性朋友如果發現白帶的量比平常多，而且有黏稠狀及腥臭味等，也代表體內的濕氣重，同時濕性黏濁表現在病程上，也是屬於纏綿膠著、反反覆覆。

檢查看看自己是否有下列的「濕邪」症狀吧！

□舌頭肥大，兩側有明顯齒痕
□舌苔又白又厚又膩
□起床後感覺一整晚都沒睡好，身體沉重、不清爽
□好像穿著一件濕衣服，懶洋洋的、提不起精神
□缺少運動，不常流汗，下肢容易水腫
□沒有運動習慣或大腹便便，精神不佳，容易疲倦
□大便黏在馬桶沖不乾淨或不成形
□小便淋漓不暢；女性白帶的量比平常多，呈黏稠狀或有異味

「濕」為萬病之源

濕氣，除了造成身體的各種不適，在不同體質的人身上，也會表現出不同的嚴重性。例如原本就氣虛容易疲勞的人，如果受到濕邪侵犯，卻沒有對症治療，或改變生活作息，人體開始會感受到「寒」的感覺。寒濕之氣在體內累積一段時間後，便會形成凝滯不通的現象，此時體內的水分凝結為痰，濕痰互結流聚於皮下，會在身體各部位發生大大小小、或多或少的結塊，中醫稱為「痰核」，此時屬於一種良性的腫瘤，但是如果放任不管，便要小心會進一步發展成惡性腫瘤，或成為癌症體質了！

一個人虛則寒，寒則濕，濕則凝，凝則瘀，瘀則堵，堵則瘤，瘤則癌。現代人聞癌色變，殊不知萬病之源起於濕，冰凍三尺非一日之寒，大病末日非無病所致，任何重大疾病的發生，都是從小小的病痛及變化產生，日積月累，積勞成疾，積濕成癌，是大家非常不樂見的。

虛，是什麼樣的感覺呢？傳統中醫辨證分為八綱，是利用簡潔而抽象的字句，描述具體存在的症狀。八綱辨證在中醫辨證裡，屬於基礎的辨證方式，對於疾病的理解，有馭繁於簡、提綱挈領的作用。八綱辨證包括陰陽辨證、表裏辨證、寒熱辨證、虛實辨證，以下分別論述。

將陰陽的概念對應到人體

陰陽，指的是事物相對的狀態，起源於中國哲學的二元論觀念。古代中醫把事物中對立又共存的現象，以陰陽的概念加以描述，例如：天地、日月、晝夜、上下、左右、動靜、剛柔、甚至男女等，都以陰陽描述。春秋時代的《易經》，以符號來描述狀態的簡易、變易與不易，其中心思想，便是以自然界運行的特徵及規律，解讀世間萬物的陰陽交替變化；老子的《道德經》則以陰陽論述萬物，認為萬物由「道」而生，「**一陰一陽之謂道**」。

老子認為，宇宙萬物存在的一切都是物質，都由道所生、德所養，所有的物質，只具備「有相」及「無相」兩種區別。老子在《道德經》說：「**道生一，一生二，二生三，三生萬物。萬物負陰而抱陽，沖氣以為和。**」中醫學說則呼應老子的學說，認為「**孤陰不生，獨陽不長**」，中醫以陰陽來描述萬物，認為陽性物質是以顯性的方式存在，陰性物質是以隱性的方式存在。舉例來說，中醫說「**心主神明**」，認為心是顯性的存在，是實質的器官；神明是隱性的存在，是精神；以老子的觀點而言，心就是有相，是有；神明是無相，是無。

《黃帝內經．素問．陰陽應象大論》曰：「**陰陽者，天地之道也。**」中醫學因而發展出以陰陽理論來判斷疾病的學說。人體的不同部位、組織及生理活動，都可以用陰陽區分，例如背為陽、腹為陰；上為陽、下為陰；外為陽、內為陰；動為陽、靜為陰；陽的特質，具有流動性、活動性、高能量，光亮活潑；陰的特質，具有穩定度、固定性、低能量，陰暗低沉；應用於疾病上，會把表證、實證、熱證歸為陽證，而把裏證、虛證、寒證歸為陰證。所以陽證的症狀表現，包括精神興奮、臉色紅潤、聲高氣粗、大便乾硬、小便黃赤、口渴欲飲、舌質紅、舌苔黃，脈洪數有力。陰證的症狀表現，則包括精神萎靡、臉色蒼白、聲低氣弱、大便濕軟、小便清長、口不渴、不喜飲、舌質淡白、舌苔薄白，脈細弱無力。

《黃帝內經．素問．通平虛實論》曰：「**邪氣勝則實，精氣奪則虛**」。依照中醫的辨證，虛證可以再細分為氣虛、血虛、陰虛、陽虛四種類型，中醫說：「**氣虛無力、血虛發燥、陰虛發熱、陽虛發冷**。」這是理解這四種虛證最基本的方式了。

氣虛、血虛的症狀與調養

氣虛是指身體活動力減退的症狀，當人體臟腑功能失調，身體元氣不足時，就會表現氣虛的症狀，常見的包括精神不振、氣短懶言、語音低微、舌色淡白、舌邊有齒痕，因為心肺脾腎不同臟腑的氣虛，表現也不盡相同：心氣虛的人，特別會有心悸心慌、動不動就滿身汗的症狀；肺氣虛的人，經常咳嗽氣短、常流清涕、容易感冒；脾氣虛的人，脾氣不足、中氣不足、食慾不振、吃一點東西就覺得腹脹腹滿、食不知味，經常出現長期腹瀉的現象；腎氣虛的人，主要出現小便次數多而清、感覺腰膝痠軟、聽力減弱，同時感覺四肢冰冷、怕冷。整體而言，氣虛的體質對於外界環境的適應力不佳，不耐風寒暑濕，不能過度操勞，屬於「亞健康」的體質。

血虛是指體內陰血虧損的現象，包括有形的血量不足，相當於西醫所說的貧血，也包括無形的症狀。中醫認為，心主血，肝藏血，脾統血，發為血氣之餘。血虛與心肝脾三臟相關，而腎藏精，精生血，所以血虛也與腎相關。心血虛的人，經常感覺心悸怔忡，晚上睡覺時仍覺得心跳加速，同時會頭暈目眩、臉色黯淡、失眠多夢、容易受驚嚇、健忘；肝血虛的人，因為肝開竅於目，容易出現眼睛乾澀、視物模糊的症狀，同時因為肝主筋，其華在爪，所以肝血虛的人還會出現關節屈伸不利、肢體容易麻木、指甲軟薄易裂、毛髮分岔易斷等症狀，而肝藏血，如果女性經期受到影響，也會表現出經量減少、經色變淡、甚至閉經等現象；脾血虛的人，食慾及胃口不佳、經常自尋煩惱、消化不良，常常會有消化道的問題；腎精不足導致血虛的人，經常腰膝痠痛、耳鳴失眠、乏力健忘，感覺一夕之間突然蒼老許多。

血與氣經常並存，氣不足者，血也容易虧虛，所以調理身體的血虛時，同時也要補氣。氣為血之帥，血為氣之母，氣血的運行，也表現了陰陽互根的道理。（金）李東垣《內外傷辨惑論》提出「當歸補血湯」，為中醫方劑中補氣生血第一方，由簡單的兩味藥組成：黃耆三十克、當歸六克，巧妙地利用補氣藥與補血藥以五比一的比例，大補脾肺之氣，同時養血和營，使氣旺血生，氣足則血自生。

脾謂為後天之本，《黃帝內經》曰：「**中焦受氣，取汁，變化而赤，是謂血。**」意思是說，脾胃是主管消化的臟腑，中焦是屬於消化的功能，吃進去的食物必須經過消化吸收後才能生血，所以補血在補氣的基礎上，也要顧好脾胃，同時謹記補腎，因為腎主骨、生髓，骨髓與造血功能息息相關。

寒濕之邪引起的各種症狀

了解了「虛」的感覺就是非常疲勞、睏倦、沒有精神、失去活力，接下來，如果沒有對症治療，改變生活作息，人體就開始會感受到「寒」的感覺。

「寒」的感覺是怕冷，寒為陰邪，易傷陽氣。體質偏寒的人，容易頭暈、臉色蒼白、唇色淡白、手指冰冷、喜歡熱飲、也經常感覺腹冷、手腳無力，同時非常怕風。寒主收引，寒邪侵襲人體時，經常表現出皮膚、筋脈收縮、攣急的症狀，當身體的寒氣越來越重時，濕氣也更容易入侵體內。身體濕氣重的感覺，就好像穿上一件淋過雨的衣服，濕答答的，感覺不清爽，身體笨重又不舒服。

人體特別容易被濕氣入侵的部位有幾個：包括肩頸的「大椎穴」、前胸的「膻中穴」、肚臍的「神闕穴」、後腰的「命門穴」，以及腳底的「湧泉穴」。

從頭頸部「大椎穴」入侵體內的寒濕之邪，容易引起肩頸痠痛、肩周炎及五十肩等症狀；從前胸「膻中穴」入侵體內的寒濕之邪，容易引起乳腺腫塊、乳腺阻塞、乳房纖維囊腫等症狀；從肚臍「神闕穴」入侵體內的寒濕之邪，容易引起女性各種婦科疾病，包括月經不調、白帶多、子宮肌瘤、卵巢囊腫等；從後腰「命門穴」入侵體內的寒濕之邪，容易引起腰背痠痛、腰膝痠軟、腎虛疲勞等症狀；從腳底「湧泉穴」入侵體內的寒濕之邪，容易引起足踝不適及各種風濕關節炎的症狀。

寒主凝滯，當寒濕之氣在體內累積一段時間後，便會形成凝滯不通的現象。中醫認為「**寒濕則血凝，血凝則痛**」，寒濕之邪使身體氣血凝滯、運行不暢，因而產生各種疼痛感。俗話說：「**流水不腐，血得溫則行，通則不痛。**」如果體內的津液都能沿著各自的經絡脈道，正常運行而沒有阻滯，則能濡養五臟六腑，人體也會感覺精力充沛；反之，如果在經絡管道中有些瘀阻，氣血凝滯，便會進一步產生淤凝的症狀。好比自然界的河水，如果變成完全不流動的死水，必定孳生各種細菌而發臭發黑；人體也是一樣，一旦經絡淤堵不通，如果沒有適時地疏通，久而久之，在體內便由氣滯血瘀演變為堵塞不通，除了全身會有莫名的痠麻脹痛感、渾身不舒服，也會表現出具體的疾病。

水分凝結成塊，即現代醫學稱的「腫瘤」

當體內的水分凝結為痰，濕痰互結流聚於皮下，會在身體各部位發生大大小小、或多或少的結塊，中醫稱為「痰核」。《雜病源流犀燭 頸項病源流》曰：「**痰核者，濕痰流聚成塊……亦有胸中胃脘至咽門，窄狹如線疼痛……亦有咽喉結核腫痛……亦有兩腋下塊如石硬者……亦有生於耳後連項下，三五成簇，不紅不腫，不做膿者。**」以現代醫學理解，「痰核」指的是良性腫瘤、淋巴結腫、乳房纖維囊腫或子宮肌瘤等沒有血管，也沒有化膿的腫瘤，古人擅長以軟堅散結、化痰消核的藥材，處理這一類大大小小的良性腫瘤。

如果良性腫瘤換成了惡性腫瘤，中醫還是擅長以整體觀進行調理。癌症的治療，在正統西醫治療的前中後時期，中醫都有一定的輔助地位。以中醫輔助治療癌症，可以提高西醫的療效、縮短住院天數及恢復期、延長患者存活率、增加生活品質。在中西醫搭配治療的情況下，可以減少手術後的不適、化療的副作用，並減少電療引起的毒性反應。對於先前殘存，可能引起復發的癌細胞，中醫則稱為「伏邪」，而且屬於「殘餘毒邪」，治療的原則為扶正固本、去邪攻毒、治標又治本。

中醫調理最棘手的癌症，秉持三個原則，一調心、二調體質、三調脾胃。一調心，中醫認為「**心者，君主之官，神明出焉**」、「**主不明，則十二官危**」，意思就是要先調理情志，調理精神與意志，讓患者消除悲觀抑鬱的情緒，以正面積極的態度，接受生命及身體的考驗。二調體質，是指透過湯、膏、丸、散等各種製劑，對內調理臟腑恢復陰陽平衡，對外透過針灸平衡經絡氣血，一方面可以提升人體正氣，二方面也提升免疫力。三調脾胃，正是因為脾胃為後天之本，「**有胃氣則生**」，脾胃消化功能是人體能量與動力的泉源，調理胃氣才能讓身體擁有正常的新陳代謝。中醫透過藥食同源、順應節氣，一步步遵守老祖宗流傳下來的養生智慧，期望病人與腫瘤和平共處，更期望「**上工治未病**」——在濕氣症狀產生之前，搶先一步去除濕邪，不讓疾病有發展演進的機會，如此才能獲得最好的生活品質與最完整的身心靈。

貳

排濕抗疾的關鍵，就在身體細節裡

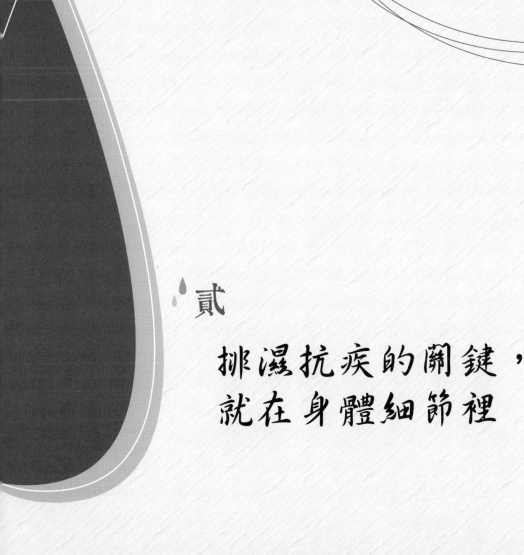

前面的章節我們已經談過身體裡有一個負責運送氣、血、津液的網絡，就是所謂的「經絡系統」，這些經絡以各種方向聯繫、縱橫地將身體支撐起來，並且輔助各種動作的產生。經絡最容易產生的問題是無力、緊繃以及沾黏等，因此透過各種伸展經絡的方式，可以降低經絡的緊繃；透過各種自我按摩，能鬆開經絡的沾黏，恢復經絡內氣與血的含量；透過各種瑜珈、太極拳等養生功法的訓練，加強經絡的強度與柔軟度，都是經絡保養的基礎方向。

如果把體內的經絡系統轉換為一張大型的床墊，想像經絡中有許多密密麻麻、彼此交錯串聯的彈簧，而由於經絡並沒有一個實質的管狀結構，所以在經絡中的氣血或水濕的運行，同樣需要倚賴想像力。經絡內連臟腑，外絡枝節，所以遍佈全身的經絡，負責人體各部位氣、血與津液的輸送。良好經絡的功能，深深影響我們日常生活，也影響我們的健康，透過某些集中在體表的穴位刺激，也可以達到調節臟腑經絡的功能，幫助身體排除濕氣、調整體質。

大多數的人都曾受到濕邪侵犯，身體大大小小的毛病也與濕邪相關，以下列出十四種濕邪引起的常見相關疾病，除了有助於了解身體的濕氣變化，更能幫助除濕養生喔！

認識體內濕氣的道路，用穴位按摩與食療緩解不適

脾經——改善眩暈、濕疹

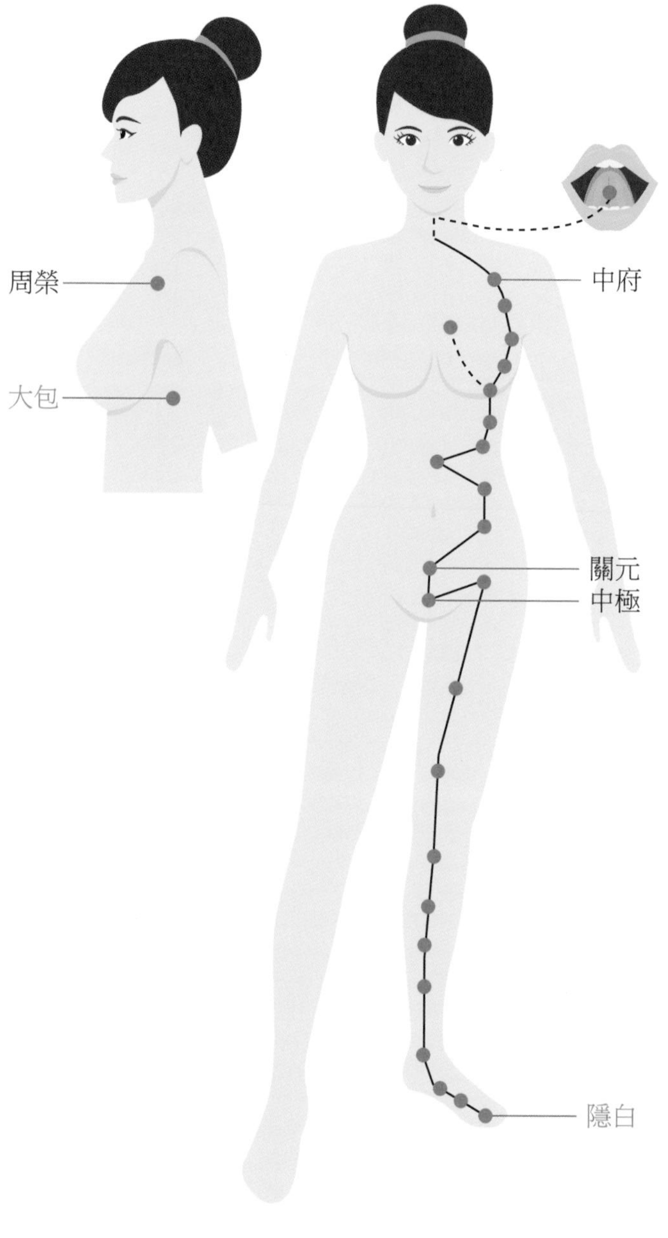

身體脾經的走向，從大拇指指甲側的隱白穴開始，沿著腳的內側向上行，進入腹部後分為兩個分支，一個分支走在體內經由脾胃，與心臟相連結；另一個分支走在體表，經由胸部、腋下，再一分為二，一條由側胸到肋骨旁的大包穴，另一條沿著喉嚨連結於舌頭。

清代醫家章虛谷說：「**胃為戊土屬陽，脾為己土屬陰，濕土之氣，同類相如。故濕熱之邪，始雖外受，終歸脾胃也。**」所以，養好脾胃才能調理水濕。《脾胃論》曰：「**百病皆由脾胃衰而生。**」所以治脾胃才能安五臟，只有脾胃功能強健、正氣不虛，人體才不易受外邪濕邪所擾，脾胃一旦受損，身體的臟腑也會受影響。

中醫認為甘入脾，所以可多吃「甘」味以養脾。甘味指甜味，及常見的五穀雜糧，如大米、小米、薏米等，具有滋養、補脾、緩急、潤燥等功能，可以幫助健脾化濕。日常的食物如木耳、絲瓜、蘋果、西瓜、紅棗等，也屬於甘味食物，經常食用也可以幫助健脾燥濕。

▼眩暈

眩暈，不像一般的頭暈，眩暈的症狀嚴重許多，發作時，整個天旋地轉，完全沒有辦法走路或是站起來，甚至連頭都動不了，一動就暈，暈到會吐。根據統計資料顯示，眩暈好發於五、六十歲的女性，許多原因都可能導致眩暈，例如內耳神經不平衡、耳石症、梅尼爾氏症、聽神經退化、睡眠不佳、壓力大與自律神經失調等。其中梅尼爾氏症的定義比較嚴謹，一定要同時出現聽力變差、眩暈、耳鳴三種症狀才行，所以並非所有的眩暈都是梅尼爾氏症。

在臨床上，眩暈是十分常見的困擾，因為發作時症狀十分痛苦，病人往往會非常恐慌，迅速求醫，病因也非常多樣化，所以診斷上比較複雜，通常無法在很短的時間內，得到真正的病因，所以建議眩暈急性發作時，在安靜黑暗的室內靜靜躺臥，儘量不要轉動頭部，先減少誘發眩暈的機會，減輕不適症狀。等眩暈情況稍稍改善後，採漸進式的頭部及身體運動，也要避免長期不活動，這樣反而會延誤復原時機。

中醫認為，眩暈與濕邪相關性極高，原本脾胃的功能是升清降濁，當我們將飲食吃到胃裡，脾會透過運化的作用，將食物中的精微物質，也就是清氣，上升到肺部及頭部，而食物中的濁物及殘渣，則下降至大腸，藉由排便及排尿排出體外。清陽之氣應該上升至頭部，人才會感覺頭腦清醒，如果濕邪阻滯了氣機的升降，使清陽不升、濁氣不降，必然會感覺眩暈的。

對於因為血壓偏低引起的眩暈，臨床上會使用生脈飲之類的滋補方式，提高身體的含氧量及整體的血液含量，避免因為感覺疲勞時，眩暈就發作。人參類補氣的中藥材，在這些類型的眩暈患者身上，都有很好的輔助預防發作的效果。如果工作繁忙，完全無法休息的情況下，適時地在嘴裡含兩片紅參，特別在下午頭昏腦脹、感覺疲勞時，有很好的提神效果。

另一種相反類型的眩暈，就是血壓不低，可能還偏高的情況，建議使用西洋參類涼補的方式來處理。這樣類型的體質，通常容易生氣動怒、屬於肝火旺、肝風內動引起的眩暈，這時候喝點西洋參菊花枸杞茶，也可以幫助氣機的升降恢復平衡，改善體內氣機過剩引起的眩暈。

▼保健食療：眩暈粥

材料：蒼朮、陳皮、厚朴、甘草各三克，白米一百克，水五百毫升。

作法：將所有材料放入電鍋中，外鍋加一杯水，等電鍋開關跳起即可食用。

功效：蒼朮苦辛溫燥，可以燥濕健脾；陳皮理氣化滯，與厚朴合在一起可恢復脾胃的升降功能；甘草調補脾胃，補中益氣、幫助身體水濕運化，適合容易眩暈、經常暈車或暈船的體質食用。

▼三大保健穴位：減緩眩暈不適症狀

按壓的穴道包括翳風穴、勞宮穴以及俠谿穴等。每次可按壓五秒、每回二十次，每天數回，平時按壓可預防眩暈發作，若嚴重不舒服則可以加強按摩力度以緩解症狀。

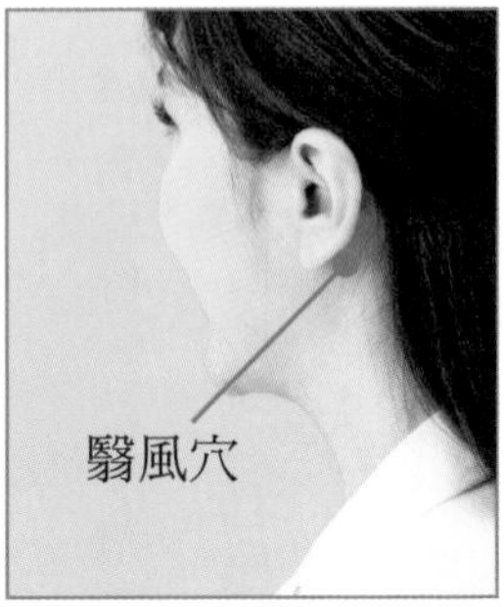

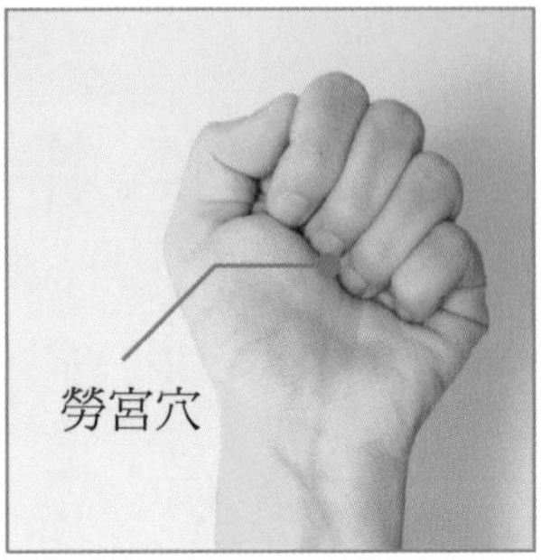

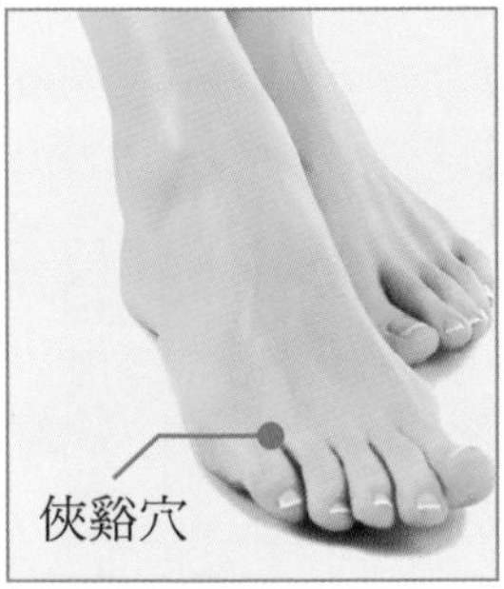

翳風穴

位於耳垂後耳根部，顳骨乳突與下頜骨下頜支後緣間凹陷處。「翳」原指羽扇，用作遮掩。穴在風池之前耳根部，為耳垂所掩蔽。翳風穴屬手少陽三焦經，具有活血通絡、通竅醒神、去風止暈的效果，翳風能治「風邪」導致的疾病，「善治一切風疾」。

勞宮穴

位於手掌心，當第二、三掌骨之間，偏於第三掌骨，握拳屈指時中指尖所到之處。勞宮穴是手厥陰心包經的滎穴，「勞」意指勞作，「宮」則是宮殿，刺激勞宮穴有助強化心包經，減少外邪對心臟的傷害，從而泄心火，讓思維恢復清晰，止眩暈，焦急、浮躁的情緒也可以恢復平和。

俠谿穴

位於足背第四、五趾趾縫端，取穴時一般正坐，垂足著地。俠谿穴為足少陽膽經滎水穴，經常揉按可以緩解肝膽之火，同時疏散風熱、清頭目、利五竅、消腫止痛，主治頭痛、眩暈、耳鳴、耳聾等症狀。點揉時的力度要均匀柔和，不能與皮膚表面形成摩擦。

▼濕疹

濕疹又稱「非特異性皮膚炎」，皮膚因為任何原因發炎，出現水腫、瘙癢、發疹等現象，都可稱為濕疹，依年齡、部位、病因、季節、型態等，有不同的命名。異位性皮膚炎在急性發作時，會有明顯紅、腫、滲出組織液的急性濕疹變化；造成頭皮屑的脂漏性皮膚炎，還有癢到受不了的汗皰疹跟接觸性皮膚炎等，也都屬於濕疹的一種。大部分濕疹有共同的病程進展：一開始紅腫、流組織液，接下來皮膚越來越乾、越來越厚，最後會變得粗糙並出現脫屑反應。

形成濕疹的原因，可以分為內因性及外因性。外因性濕疹的起因包括生活環境中的汙染物、有機化合物、細菌感染、食物過敏、免疫力下降、缺乏營養、壓力過大、飲食不正常等，都可能誘發濕疹，如接觸性皮膚炎、日光性皮膚炎、溫泉性皮膚炎等，去除外在致病因素後，多可根治；內因性濕疹則較難找出特定的外在誘發因子，容易反覆發作、難以根治，如異位性皮膚炎、脂漏性皮膚炎、汗皰疹等。

濕疹有明顯家族性傾向，若父母都有過敏性體質，小孩遺傳到的機率高達百分之七十至百分之八十；而人體免疫系統的反應過度，也是另一個重要的致病因素。濕疹的皮膚，缺乏表皮屏障，容易受外界環境影響。汗多時，如不迅速擦乾，會刺激濕疹皮膚，引起發炎；冬天乾冷時，表皮含水量下降，也會引起發炎。

中醫認為這些濕疹相關的皮膚問題，有很大一部分是因濕熱引起的。中醫常常說，有諸內必形於外，如果身體有濕熱的問題，就會透過皮膚表現出來。好比我們去買水果，一顆水果可能外表看起來只有小小的一個坑洞，但切開來後，往往會發現裡頭的果肉幾乎全爛了。也很像是冰山一角，皮膚的濕疹絕對只表現出部分體內濕熱過重，身體無法立即有效排濕的現象，表現在臉部，可能是痤瘡；表現在身上，可能是帶狀皰疹；表現在腳底，則可能是足癬。

▼保健食療：濕疹湯

材料：山藥一百克、茯苓二十克、蓮子二十克、芡實二十克、當歸十克。

作法：鍋中放入所有的藥材，加入二千毫升開水煮滾後轉小火再燉煮半小時。

功效：山藥補益脾胃；茯苓利水滲濕，適合經常水腫的人；蓮子養心益腎，能夠緩解因心腎不交產生的虛煩失眠、心悸等狀況；芡實益腎健脾、收斂固澀的特性，對於經常軟便、腹瀉的人有幫助；適合常拉肚子、身體虛弱的人，用於調理脾胃，改善皮膚濕疹狀況。

▼三大保健穴位：改善皮膚濕疹症狀

按壓的穴道包括曲池穴、陽池穴以及陰陵泉穴等。每次可按壓五秒、每回二十次，每天數回，平時按壓可改善皮膚濕疹症狀，若嚴重瘙癢不舒服，則可以加強按摩頻率以緩解症狀。

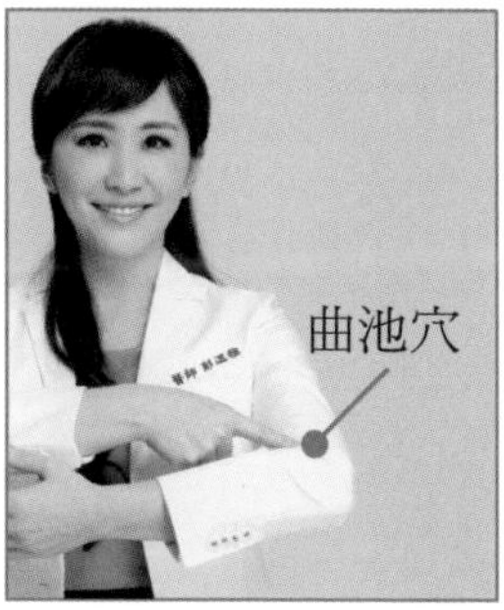

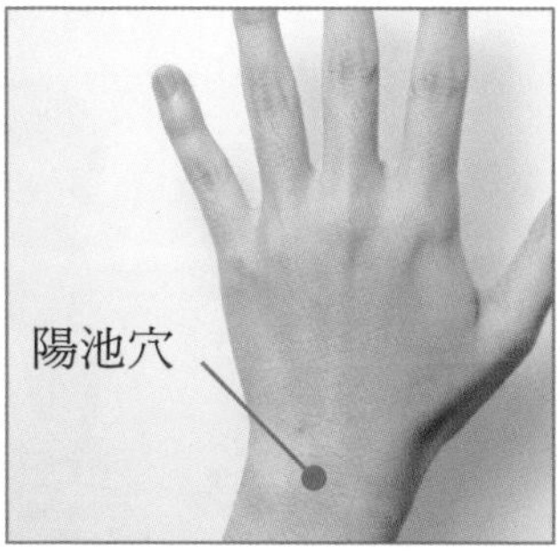

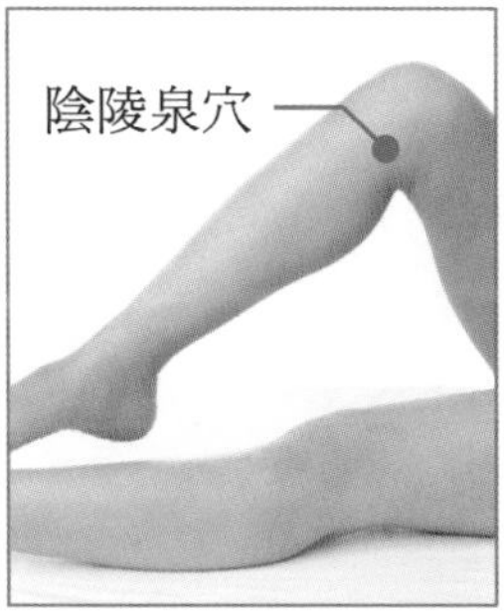

曲池穴

位於肘橫紋的外側。取穴時，需將手肘屈成直角，曲池穴就在肘橫紋的外側端，即肱骨外上髁內緣凹陷處。曲池穴屬手陽明大腸經，主要具有散風止癢、清熱消腫、疏通經絡之功效，此穴能轉化脾土之熱，燥化大腸經濕熱，是上半身的止癢穴、治療皮膚濕疹的常用穴。

陽池穴

位於腕背橫紋中，伸指肌腱的尺側凹陷處。屬手少陽三焦經的原穴，三焦是元陽之氣的主通道，有治療頭痛、手腕疼痛、滑鼠手、口乾、女性手腳冰冷等作用，是改善手部濕疹的常用穴位。刺激陽池穴，最好時間要長，力度要緩，兩手齊用，先以一隻手的中指按壓另一手的陽池穴，再換手按壓。

陰陵泉穴

位於小腿內側，膝蓋內側的膝眼下兩寸，也就是小腿內側膝下脛骨內側凹陷處。按摩陰陵泉穴不僅可以幫助血液循環，還可以幫助排除身體多餘的水分，就像是吃了「薏仁」一樣。本穴位接近膝關節，所以對於膝蓋的疼痛也有很好的舒緩效果。

胃經——甩掉肥胖，減少腹瀉、便祕

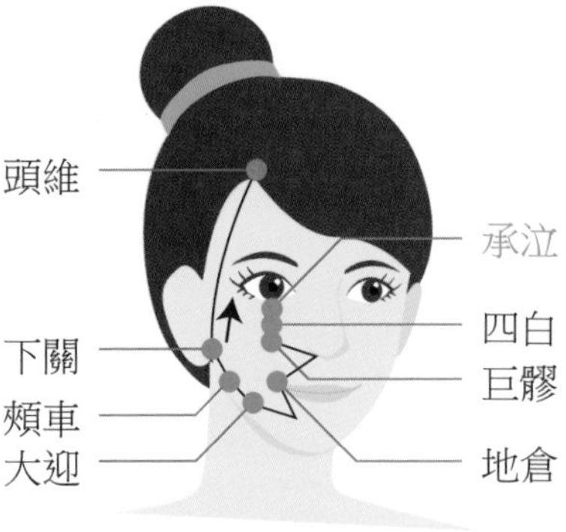

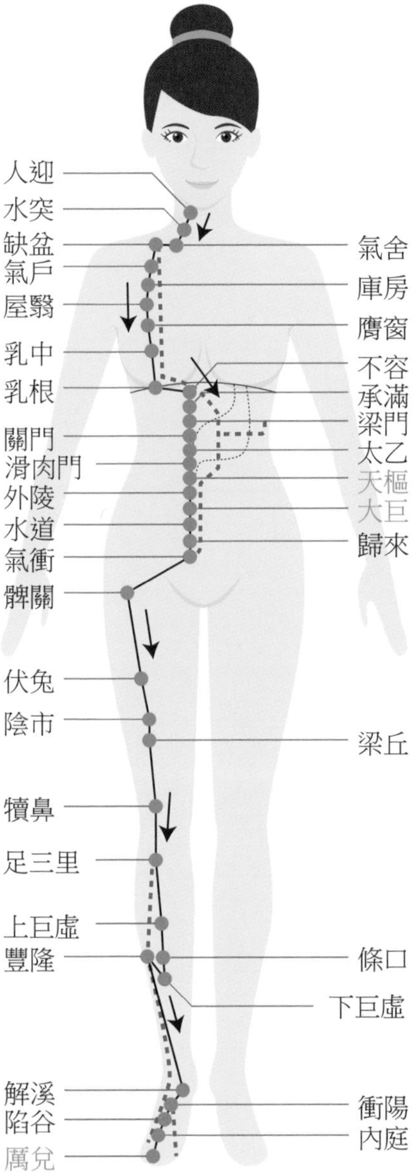

胃經起於眼睛正下方的承泣穴，往下在下巴一樣分為兩條路，一條走在耳朵前方連至頭部，另一條則沿著喉嚨往下再分為兩條路線。一條入體內連接脾胃，一條走在體表延伸到腹部、髖部、腿部外側，一直到小腿食指的厲兌穴為止。

「胃經」常用穴位「天樞穴」，距離肚臍旁開兩吋，而「大巨穴」位於肚臍以下兩吋、左右旁開兩吋處，這兩個穴位對於便祕體質特別有效。另外還有一個「帶脈穴」，對於瘦腰部兩側的贅肉特別有效。帶脈是一條橫向的經絡，位於肚臍橫線與側腋線交會處，即為「帶脈穴」。刺激帶脈穴除了可以幫助消除腰部有贅肉的游泳圈，還可以增強腸胃蠕動，幫助排便，在瘦腰的同時還能保養身體。

▼肥胖

肥胖是指體內脂肪累積過多，而對健康造成負面影響的身體狀態，可能導致壽命減短，及各種健康的問題。肥胖的評估標準，常使用身體質量指數（BMI）來衡量，也就是以體重（公斤）除以身高（公尺）的平方。一般建議BMI介於18到24之間，如果BMI超過30則為肥胖。肥胖會增加心血管疾病、第二型糖尿病、睡眠呼吸中止症、某些癌症、退化性關節炎等疾病的發生機率。造成肥胖的原因包括熱量攝取過多、缺乏運動及本身體質問題等，有些基因缺陷、內分泌異常、藥物影響及精神疾病等也可能造成肥胖。

中年發福絕對不是福氣，中醫認為，胃主受納，脾主運化，任何食物進入體內，都需要經過脾胃消化吸收，才能進一步轉化為身體的能量，通常隨著年齡的增加，脾胃的功能會轉弱，即使吃的量跟年輕時一樣多，並沒有增加，還是會有消化不良或變胖的症狀，其實就是身體脾胃功能退化的表現。

有的人會說，我胃口超級好的，絕對不會是脾胃虛弱。其實，胃口好，不代表脾的運化好，只是很能吃，胃裝了很多食物，但是脾的運化功能卻很弱，無法將食物轉化為身體可以利用的能量，反而形成多餘的熱量。中醫說「胃強脾弱」，就是這個道理，甚至如果選擇的又都是高熱量的油炸食物，這些無法被運化的痰濁之物堆積起來，就形成身體的贅肉。脾位於人體的中焦，很多人肥胖都是由肚子變大開始，一開始是鬆鬆軟軟的，後來就變成結實的大腹便便。

脾虛還會進一步導致腎虛，因為腎為先天之本，脾為後天之本，如果脾胃的氣血生化不足，就會影響腎氣，當身體的氣血不足，就會發生連喝水都會變胖的情形！臨床上，很多肥胖的體質屬於「脾虛濕阻型」，這種體質的肥胖明明都吃不多，甚至比一般人食量還要小，卻感覺喝個水都會變胖。其實是因為原本應該代謝出去的水分停留在體內，所以顯得肥胖，這種體質除了建議三餐要正常飲食，再加上健脾去濕的中藥材，同時增加點運動量，往往都有很好的成效！

如果是脂肪肝相關的調理，中醫會從「肝膽濕熱」著手。中醫認為，濕性纏綿，肝膽經的濕熱不是短時間可以去除的。濕熱膠著，如油入麵，難分難解，中醫降肝膽濕熱多用苦寒的藥材，若長期使用也會損傷脾胃的陽氣，所以張仲景在《金匱要略》中提到：「**見肝之病，知肝傳脾，當先實脾**」，就是說要先保護好脾胃，否則再好的藥物也發揮不了作用。

▼保健食療：玫瑰山楂消脂湯

材料：玫瑰三錢、山楂二錢、甘草一錢。

作法：將所有材料加三百毫升冷開水，煮滾後去渣，大吃大喝後服用一帖，可幫助排油降脂。

▼三大保健穴位：降低體脂改善肥胖

按壓的穴道包括內關穴、滑肉門穴以及三陰交穴等。每次按壓五秒、每回二十次，每天數回，平時按壓可降低體脂並改善肥胖，若嚴重肥胖則可以加強按摩力度以幫助瘦身。

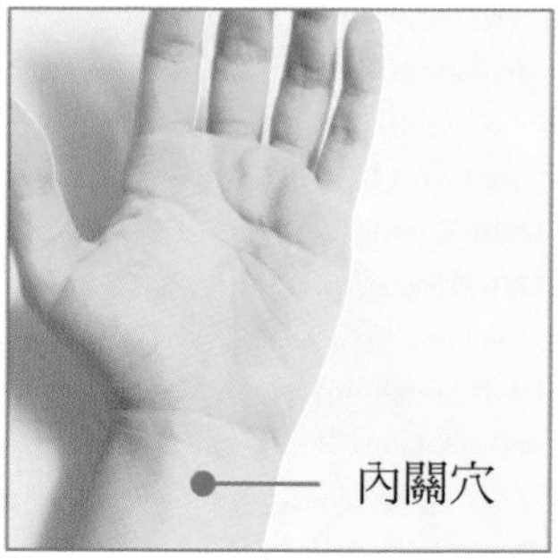

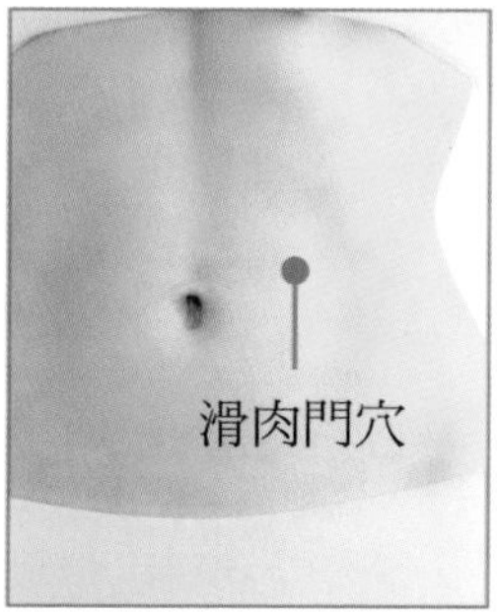

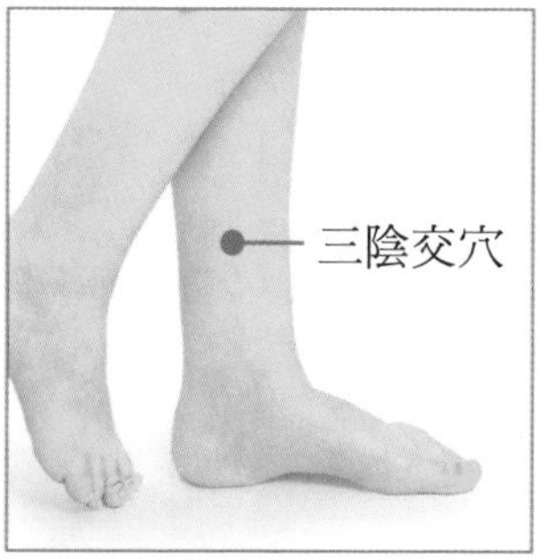

內關穴

位於手腕橫紋上兩寸、三橫指的位置，屬手厥陰心包經的絡穴，為經氣與絡氣交會樞紐，聯絡手少陽三焦經，又與陰維脈相通。飯前按壓內關穴，可減少胃酸分泌過多導致胃口大開，也可減輕胃食道逆流。取穴時手伸平，手掌向上，從橫紋正中往手肘方向約三橫指距離，握拳時，兩筋之間凹陷明顯，按凹陷處會出現痠脹麻感。

滑肉門穴

位在肚臍上方一寸、旁開兩寸處，屬胃經，按揉這個穴位有助於消除脂肪、健美減肥。通常以站立或坐著的姿勢，在穴位上用手掌上下、左右按摩三分鐘，每日三次，飯前為佳。此穴有健脾化濕、清心開竅的作用，主要用於治療肥胖症。

三陰交穴

位於腳內踝上三寸、四橫指的位置，穴位在足太陰脾經上，也是肝、脾、腎三條經絡的交會穴，不但可以調理脾胃，還有疏肝理氣、活血化瘀、散結止痛之功效，尤其適用於第二型糖尿病患者。研究發現針刺三陰交穴可使血漿胰島素含量增加，對生理功能正常的胰腺有調節胰島素分泌的作用。

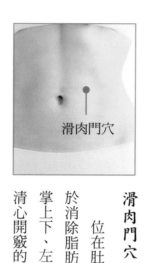

腹部肥胖的中醫調理方式

腹部肥胖的中醫治療，除了辨別體質，以適當的藥物內服調整之外，穴位埋線的效果也很好。穴位埋線的方式，是以外科手術專用的安全縫線——羊腸線，埋入特定穴位，經由羊腸線刺激經絡穴位，達到調整內分泌系統、改善氣血循環、利水消腫及增加身體的新陳代謝等功效。埋入的線材在一到兩周的時間會被身體完全自然吸收，在這期間，埋線可以持續刺激穴道，為安全、方便的減重輔助方式。

穴位埋線是利用針灸的原理，刺激人體自然反應，加速血液循環，打通阻塞的經絡，使人的氣血及經絡系統經打通後恢復正常運輸，疾病自然能獲得改善調節。中醫認為，人體如果血管或經脈中重要的物質不通，便會導致各個組織與器官的不平衡，利用針灸刺激，將「氣」、「血」及「津液」等重要物質輸送到全身，可進而於體內進行代謝循環。提醒大家針灸的優勢建立在中醫師技術純熟的前提，同時要注意針刺後暈針、滯針、彎針等後遺症，未滅菌完全的針具也可能引起全身嚴重的感染。因此，一般民眾切勿於居家私自進行針灸療法，治療都應交由專業合格的中醫師。

以最常見，水分滯留引起的水腫型腹部肥胖為例，這一類人多因為脾胃系統失調，使水濕代謝失常，除了因為嚴重疾病引起的水腫外，與服用特殊藥物、精神壓力過大造成荷爾蒙失調，或工作型態需久站久坐、甚至飲食口味太重等，都可能使脾胃循環不佳，無法正常代謝脂肪及水分。中醫典籍紀載，肥胖的人大多喜歡吃零食及高熱量的食物，導致所謂「痰濕體質」，痰濕型的水腫表現為水腫部位在按壓後有明顯凹陷，同時尿量變少且顏色變黃、有時會合併有胸悶、疲倦、無力、頭重等症狀，中醫在調理上多選用白朮、茯苓、豬苓、澤瀉等利尿滲濕的藥材，幫助排除身體多餘的水分。

▼慢性腹瀉

幾乎每個人都有過拉肚子的經歷，當大便稀薄，呈現水樣的時候，就是腹瀉了，俗稱「拉肚子」。腹瀉可以說是消化道疾病中，最為常見的症狀之一，而且大部分情況下，腹瀉並不算是嚴重的疾病，很多人每年都會有一到兩次的腹瀉，通常持續兩到三天，有時自己會好。部分有腹瀉症狀的人，是因為大腸急躁症候群，或其他慢性大腸疾病造成的。腹瀉的明顯症狀包括腸子發生頻繁的運動、感覺噁心、嘔吐、發熱或脫水等，有時會感覺缺乏食慾和疼痛。急性腹瀉通常持續一到兩周，如果腹瀉持續超過兩周甚至四周以上，我們便稱為慢性腹瀉。

長期的慢性腹瀉會導致脫水和營養不良，當出現尿少、口乾、淚少等表現時，多是早期脫水的現象；如果進一步加重，還可能會出現無淚、眼乾、皮膚乾燥，甚至有可能出現嗜睡的症狀。針對有生命危險的慢性腹瀉患者，還是建議考慮通過靜脈注射的方式，補充水分和電解質，等身體的生命徵象比較穩定，沒有高熱、心跳加速、昏迷等症狀時，一定要進行脾胃的調理。

中醫的胃為陽臟，濕邪在胃的表現多是反胃、噁心、打嗝等症狀；中醫的脾為陰臟，脾有濕邪的表現，有可能是便祕，也有可能是腹瀉。由脾濕引起的腹瀉，大便不成形，如果發生在夏天，因為經常吹冷氣引起腹瀉，通常伴隨輕微怕冷、低熱、噁心嘔吐等症狀，此時健脾燥濕是首要選擇，除了緩解體內的濁濕，還要解除體表的暑濕。健脾燥濕在中醫可以透過健脾補氣的方式，常用的茯苓及白朮即是；也可以透過具有芳香氣味的藥材，利用揮發性的精油化濕，例如藿香、蒼朮、厚朴等；也可以透過溫性的藥材，以乾燥的方式去濕，或透過暖脾的方法去濕，例如砂仁、佩蘭等；也可以經由直接將水分以小便的形式排出體外，透過利尿排濕，如薏仁、豬苓等。

俗話說，兵來將擋，水來土掩。慢性腹瀉的主要病因為濕邪及脾虛，濕邪就像氾濫的暴雨洪水，脾虛就像沒有做好水土保持的土地。經常腹瀉，濕邪是因，脾虛是本，本因均要治，不能一味地止瀉。透過排尿的方式，分流體內累積過多的水濕，大便自然會慢慢變乾的。

▼保健食療：止瀉鮮魚湯

材料：活鱸魚一條、枸杞一兩、薑片五片、麻油少許。

作法：❶活鱸魚先取魚頭及魚骨熬湯，小火燉二十分鐘，等湯色呈現淡白色後，加入事先以麻油煸炒的薑片繼續熬煮。

❷十分鐘後加入魚肉片，三分鐘後加上枸杞，肉熟即可食用。

功效：鱸魚味甘性平，能補肝腎、健脾胃、化痰止咳，對於脾胃虛弱、消化不佳的人，有非常好的滋補作用；薑可暖胃；枸杞滋肝補腎，適合慢性腹瀉的體質。

▼三大保健穴位：提升胃氣改善腹瀉

按壓的穴道包括腹瀉點、天樞穴以及足三里穴等。每次可按壓五秒、每回二十次，每天數回，平時按壓可緩解腸胃蠕動過快，若嚴重腹瀉不適則可以加強按摩力度以緩解症狀。

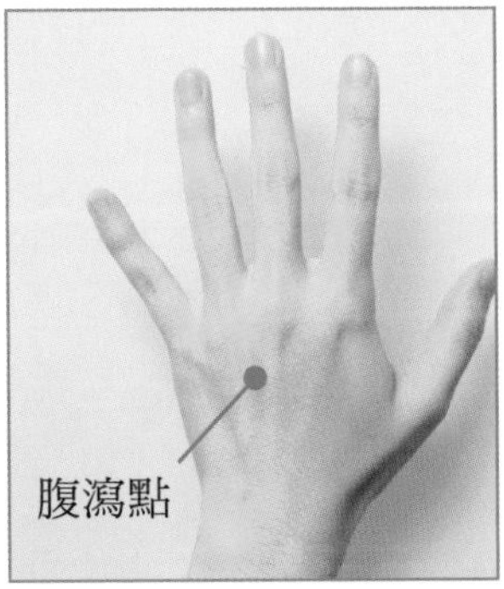

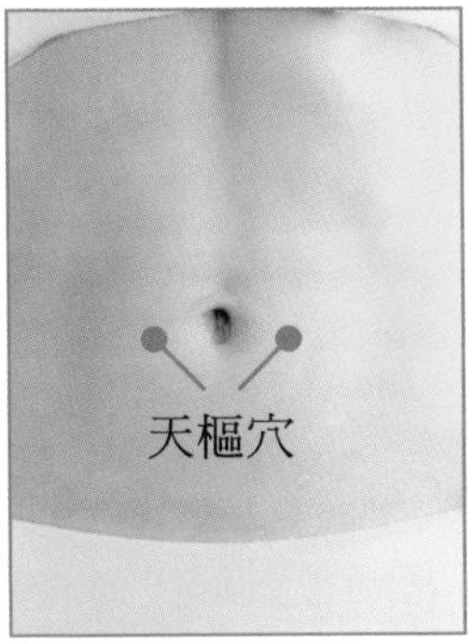

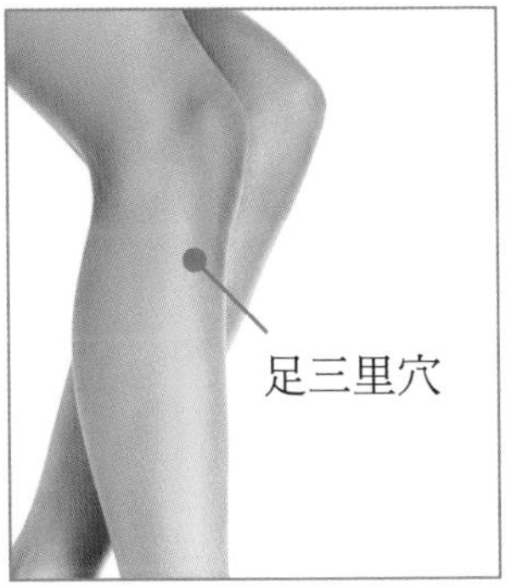

腹瀉點

位於手背部，第三、四掌指關節向後一寸處，左右手各有一穴。取穴時先將一手手掌向下平放於桌上，再以另一手的食指從第三指與第四指的指蹼間切尋，推到推不動，兩個掌骨頭交會處即為此穴。腹瀉點對於慢性腹瀉特別有效，平常多按壓此穴並保持溫暖，可以改善容易腹瀉的體質。

天樞穴

位於肚臍旁開兩寸、三橫指幅的位置，屬足陽明胃經，是大腸之氣所結聚的募穴。人的身體以肚臍為界，上為天，下為地，此穴位即為天地的樞紐。天樞穴多用於急慢性腸胃炎、嘔吐脹氣、消化不良，經常揉按可以健胃整腸，改善慢性腹瀉的體質。

足三里穴

當腿彎曲時，在小腿外側可以看到膝關節外側有一個凹陷，這就是外膝眼，從外膝眼再直下四橫指處，就是足三里穴。足三里是足陽明胃經的代表穴，也是最重要的長壽穴之一。胃者五臟六腑之海也，常灸足三里穴，可以理脾胃、調氣血、主消化、補虛弱，也可以治療胃痛、胃脹等消化道疾病。

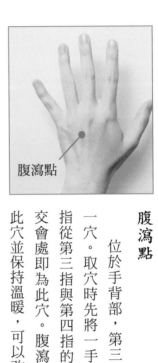

膽經——對抗失眠

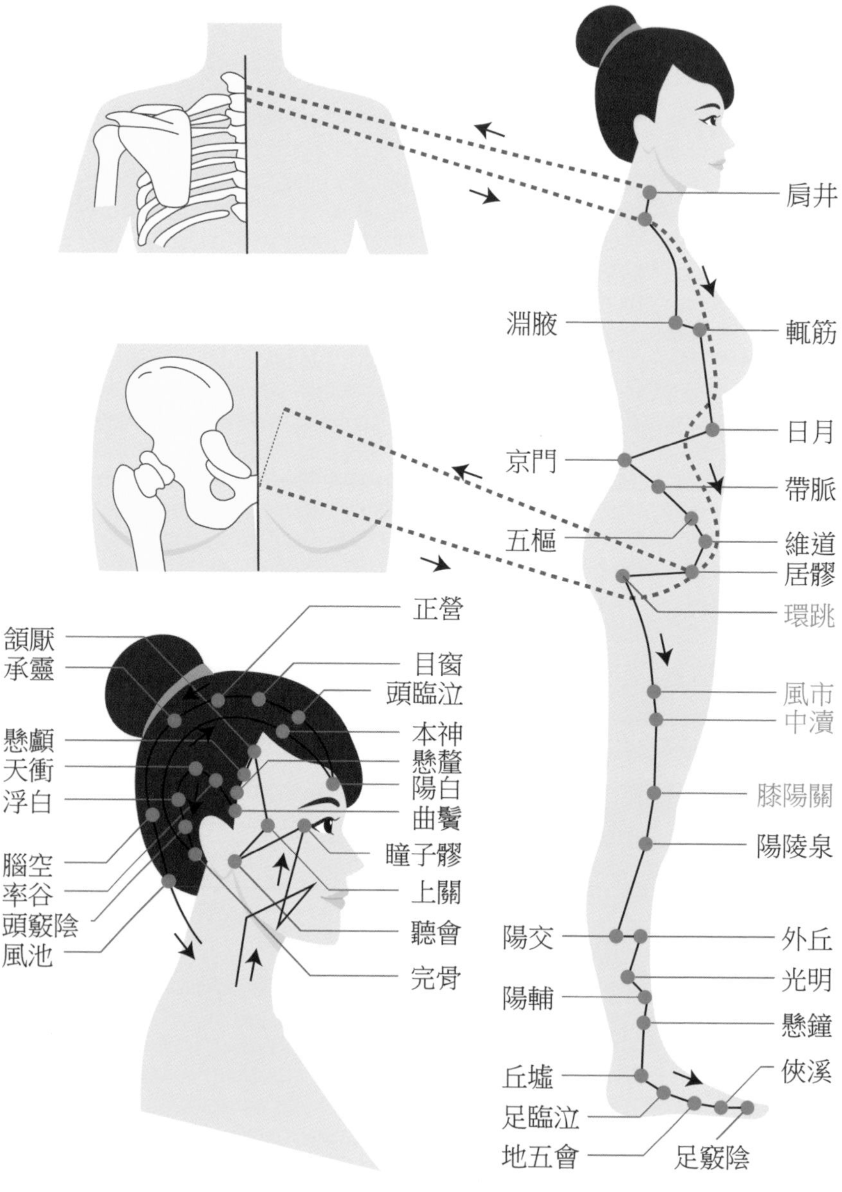
肩井
淵腋
輒筋
日月
京門
帶脈
五樞
維道
居髎
環跳
風市
中瀆
膝陽關
陽陵泉
陽交
外丘
光明
陽輔
懸鐘
丘墟
俠溪
足臨泣
地五會
足竅陰
頷厭
承靈
懸顱
天衝
浮白
腦空
率谷
頭竅陰
風池
正營
目窗
頭臨泣
本神
懸釐
陽白
曲鬢
瞳子髎
上關
聽會
完骨

膽經是由頭部繞往身體側面，並達到腳尖的一條非常長的經脈。從外眼角開始，往上走到額頭鬢角處，繞道耳後，沿著脖子到肩膀，其中一個分支會從耳朵後面進入耳中，繞道耳朵前並走到眼角外側；另一個支脈從眼角外側往下經至眼下、下頷角、頸部、胸部，通過肝、膽，繞陰部毛際，進入髖關節部。直行的經絡從鎖骨往下沿胸側、髖關節部，沿大腿外側、膝外側、小腿外側、外踝前，沿足背進入第四趾外側。

如果想要改善大腿外側的馬鞍部位，可以試試「敲膽經」。膽經位於臀部側邊往下經過膝蓋外側，平時工作習慣久坐的人，容易在此處累積脂肪，此時可以利用雙手握拳，順著臀部側邊，由上往下的方式輕敲膽經，同時可以針對「環跳穴」、「風市穴」、「中瀆穴」、「膝陽關」這幾個穴點加強刺激，效果更佳。

▼ 失眠

現代人因生活形態改變，許多人的睡眠品質每況愈下，根據睡眠研究調查指出，台灣二十五歲以上人口約百分之十二有睡眠問題。換言之，全台約有兩百多萬人為睡眠所苦。更令人擔心的是，多數有此困擾的民眾，寧願靠酒精或藥物來助眠，只有少數人會尋求醫師協助。

失眠的類型可以分為三種，分別為「入睡困難型」、「熟睡困難型」和「清晨早醒型」。如果在床上輾轉反側超過三十分鐘以上，還是無法入睡，而且前半段睡眠總是覺得處於淺眠狀態者，就可能是「入睡困難型」——即使晚上十一點就乖乖在床上躺平，卻要一兩個小時才能入睡。如果你是躺在床上可以很順利入睡，但睡到一半容易醒來的情況，或者無法熟睡，一直感覺處於淺眠的狀態，就可能是「熟睡困難型」——通常晚上十一點上床睡覺，卻幾乎每隔一到兩個小時就會斷斷續續醒來。如果是晚上躺在床上能順利入睡，睡著後的品質也還不錯，但就是很容易早醒，而且醒來之後就睡不著了，這種情況可能是「清晨早醒型」——通常晚上十一點入睡，卻在凌晨四點醒來後就睡不著，只能閉眼休息。

中醫認為，上述這些失眠的情況，與飲食、作息或潛在疾病相關。針對平時生活無規律、有飲酒習慣的人，因為飲食不當傷脾胃，加上濕熱內蘊、上擾心神，容易引起睡眠不安。這種情況中醫通常會給點「芳香化濁濕、和胃降嘔逆」的中藥材，一般效果都很好。

如果是睡眠習慣不佳，經常有熬夜習慣，通常建議熬夜時不要再吃任何食物。《黃帝內經》曰：「**胃不和則臥不安**」，如果脾胃失和、痰濕內蘊、心神受擾，就容易失眠又多夢。

按中醫陰陽學說而言，夜為陰，而神其主，神安則寐，神不安則不寐。因此失眠在中醫古籍記載稱之為「不寐」，而人體為順應天人合一，入夜則寐，入晝則寤，為人體適應自然界規律的表現。中醫認為失眠的成因主要可歸因於心脾兩虛、心膽氣虛、肝鬱血虛等，容易導致不易入眠、多夢、易醒。如果屬於瘀血內阻、陰虛火旺症型，除了失眠外，也常合併情緒煩躁不安、頭痛、心悸、精神緊張等問題。因此中醫在治療方面，主要依辨證論治來改善氣虛，讓氣血通暢，就有助於治療失眠。

透過中醫改善失眠的優勢很多，除了能分別針對憂鬱、火氣旺、壓力大等不同失眠成因對症下藥，還兼具補身、調體質作用，更不會因長期服藥而出現增加肝臟負擔等副作用。尤其若長期仰賴安眠藥或鎮定劑，恐在日常生活中導致嗜睡、昏沉、成癮等問題，甚至可能提高交通、工作上的意外可能。

▼保健食療：遠志酸棗仁粥

材料：遠志三十克、酸棗仁三十克、白米十克。

作法：所有藥材洗淨後，加入兩千毫升開水，煮滾後悶一下，即可飲用。

功效：遠志能安神益智、祛痰消腫；酸棗仁能鎮靜寧心、抑制中樞神經系統；兩者合用有助於紓壓解鬱，並提升睡眠品質。

▼三大保健穴位：放鬆心情並協助入睡

按壓的穴道包括耳神門穴、太衝穴以及湧泉穴等。每次可按壓五秒、每回二十次，每天數回，平時按壓可改善睡眠品質，若經常反覆失眠則可以增加按摩頻率以改善症狀。

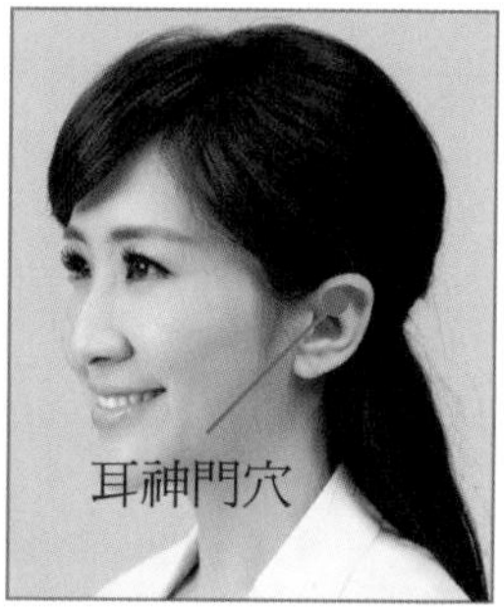

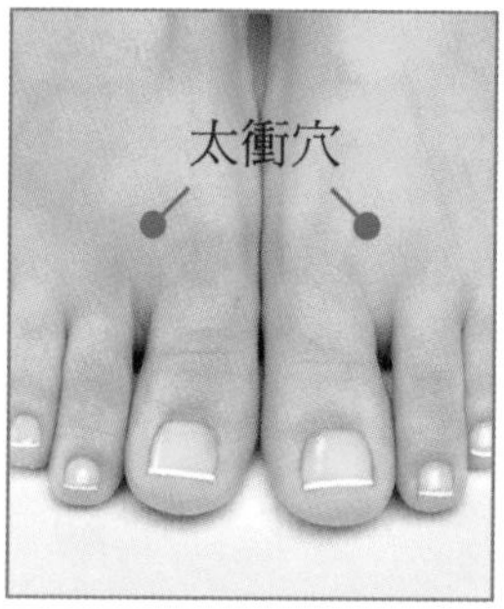

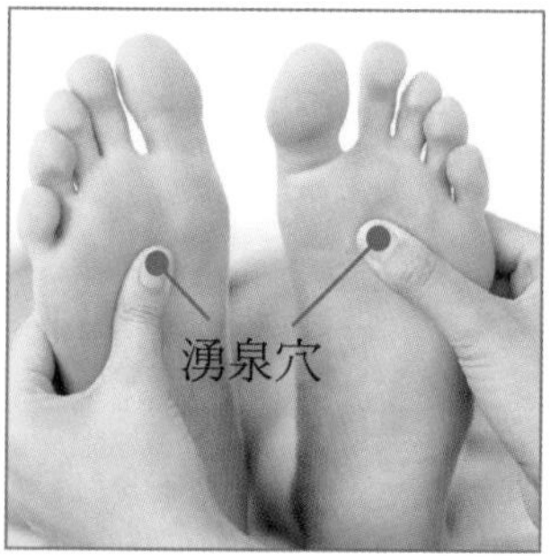

耳神門穴

位於耳朵最上方的三角窩裡，功用為幫助睡眠、緩解疼痛、清熱安神及調整自律神經。小小的耳朵對應的是全身器官，每天捏、搓、拉自己的耳朵就能輔助改善失眠的困擾，調整緊張焦躁的情緒，並啟動身體的自然治癒力。

太衝穴

位於足背側，大拇趾和第二趾中間兩根骨頭交會凹陷之處，是足厥陰肝經的原穴，能夠反應肝經以及肝的狀況。太衝穴具有疏肝、解鬱的作用，適合肝火旺盛、心情焦慮、鬱悶及失眠的人，經常用指腹按揉此穴就可以平肝熄風、清肝明目。

湧泉穴

位於足底前部凹陷處，第二、三趾趾縫與足跟連線的前三分之一處，當用力彎曲腳趾時，足底前部出現的凹陷處，就是湧泉穴。輕輕點按湧泉穴，能啟動經絡傳遞作用，調節自律神經系統，幫助擴張血管、促進血液循環、舒緩情緒。每天晚上睡前，用熱水浸泡雙腳，熱水以能適應為度，可以幫助一夜好眠。

Tip 快速排濕！

經絡	症狀	排濕食療	排濕穴位	頁碼
脾經	眩暈	**眩暈粥** 材料：蒼朮、陳皮、厚朴、甘草各三克，白米一百克，水五百毫升	翳風穴 勞宮穴 俠谿穴	p.61
	濕疹	**濕疹湯** 材料：山藥一百克、茯苓二十克、蓮子二十克、芡實二十克、當歸十克	曲池穴 陽池穴 陰陵泉穴	p.65
胃經	肥胖	**玫瑰山楂消脂湯** 材料：玫瑰三錢、山楂二錢、甘草一錢	內關穴 滑肉門穴 三陰交穴	p.69
	腹瀉	**止瀉鮮魚湯** 材料：活鱸魚一條、枸杞一兩、薑片五片、麻油少許	腹瀉點 天樞穴 足三里穴	p.74
膽經	失眠	**遠志酸棗仁粥** 材料：遠志三十克、酸棗仁三十克、白米十克	耳神門穴 太衝穴 湧泉穴	p.79

膀胱經——舒緩腰痛、五十肩

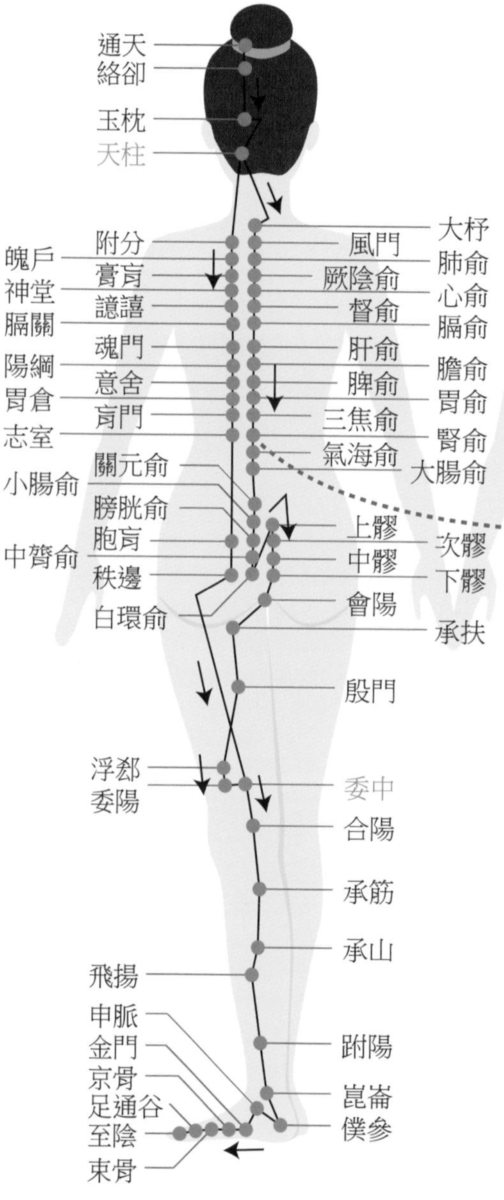
通天
絡卻
玉枕
天柱
附分
魄戶
膏肓
神堂
譩譆
膈關
魂門
陽綱
意舍
胃倉
肓門
志室
關元俞
小腸俞
膀胱俞
胞肓
中膂俞
秩邊
白環俞
大杼
風門
肺俞
厥陰俞
心俞
督俞
膈俞
肝俞
膽俞
脾俞
胃俞
三焦俞
腎俞
氣海俞
大腸俞
上髎
次髎
中髎
下髎
會陽
承扶
殷門
浮郄
委陽
委中
合陽
承筋
承山
飛揚
申脈
金門
京骨
足通谷
至陰
束骨
跗陽
崑崙
僕參

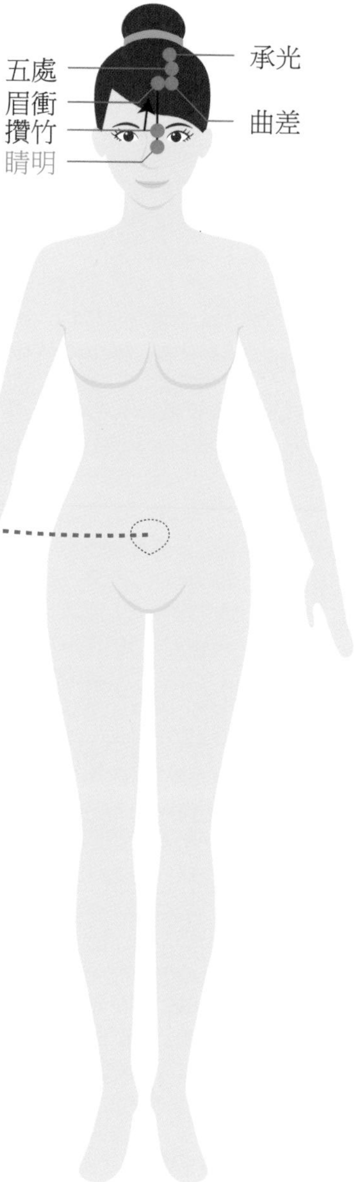
五處
眉衝
攢竹
睛明
承光
曲差

膀胱經是人體中最長的一條經脈，是一條可以走到腦部的經脈。起於眼睛內眥的睛明穴，往上交會於頭頂的百會穴。一條支脈從頭頂部分出到耳朵上角，另一個分支從頭頂往後進入顱腔，聯絡於腦，再下行到頸部天柱穴、大椎穴，沿著左右肩胛內側下行到腰部，穿過腰部肌肉進入身體，聯絡腎臟及膀胱。另一條支脈，從腰部分出，沿脊柱兩旁下行，穿過臀部，從大腿外側及膕窩中的委中穴。還有一條支脈，從脖子經肩胛內側，沿著脊椎兩側，經大腿外側至膕窩中與前一支脈會合，再一起沿小腿後緣往下，從足外踝沿足背至小趾外側，交於腎經。

膀胱經是同時調理尿液和汗液的通道，同時直接連接體內臟腑，能夠讓臟腑多餘的水濕，通過膀胱經在後背的俞穴及時排出。所以透過刺激膀胱經，可以增加全身的血液循環及新陳代謝，將人體的廢物從尿液中排出去。

▼腰痛

許多人都曾有腰痠背痛的經驗，從西醫角度來看，造成腰痛的原因非常多，有可能是泌尿系統的問題，如泌尿道結石等；或生殖系統的問題，如女性的骨盆腔發炎、卵巢囊腫，男性的精索靜脈曲張、副睪丸炎等等；或神經肌肉骨骼系統的問題，這也是最常造成腰痛的原因，如姿勢不良造成的肌肉拉傷、椎間盤突出造成的疼痛、脊椎側彎或骨刺等，而這樣的因素，通常在改變姿勢、增加休息或按摩後可以緩解腰痛；或消化系統的問題，如膽結石會導致右上腹牽扯至右腰部疼痛，胰臟炎也有可能引起左腰痛；或其他如皮膚的帶狀皰疹、腎臟發炎、甚至是腫瘤等等。

許多人習慣腰痛就以為是「腎虛」所導致，拚命地吃各種補腎藥材，反而每況愈下。其實，臨床上有許多腰痛都不是腎虛引起的，也不是真正有腰椎結構性的損傷，而是身體受了寒濕。臨床上曾遇到一位大學男生，年紀輕輕卻受腰痛所苦，遍尋中西醫檢查都說正常，卻依然腰痛無法久站。後來透過問診，我發現這位大學生因為夏天天氣熱，長期都睡在地板上，又因租屋處嚴重西曬，甚至還躲到原本房東儲存工具的地下室睡覺，感覺比較涼快。平常當然更是冷飲冰水不離手，短短兩年，腰痛到站也站不直。

這種腰痛，在中醫認為是「腎著」，意思就是與腎相對應的腰部，出現「濕重黏濁」的現象。身體的濕邪停留在腰部，腰為腎之府，中醫的腎除了與人體水液代謝相關外，還主藏精、主骨、主司二便、主管人體生長發育、生殖繁衍等生理功能。中醫認為「腎為先天之本」，先天之精來源於父母，也就是形成胚胎的原始物質，它具有促進人體生長發育和繁殖後代的功能。先天之精不足，在成人則精少不孕，容易腰痠。先天之精的腎，必須依賴後天之精的脾不斷滋補來得以充實。因此，「腎著」的腰痛，與其說是補腎，不如使用健脾化濕的藥材，效果更佳！

▼保健食療：杜仲燉腰花

材料：腰花一百五十克、杜仲五克、薑少許、麻油少許。

作法：以少許麻油爆香薑絲、加入腰花炒至表面略焦，加入杜仲粉略為拌炒，即可食用。

功效：腰花富含維生素A、葉酸及鐵質，可提升人體造血功能；杜仲可強壯筋骨、健脾利濕，並幫助補益氣血，改善腰痛。

▼三大保健穴位：緩解腰痛，活絡筋骨

按壓的穴道包括腎俞穴、腰腿點穴以及承山穴等。每次可按壓五秒、每回二十次，每天數回，平時按壓可疏通腰部相關經絡，若局部腰側不舒服則可以加強按摩力度以緩解症狀。

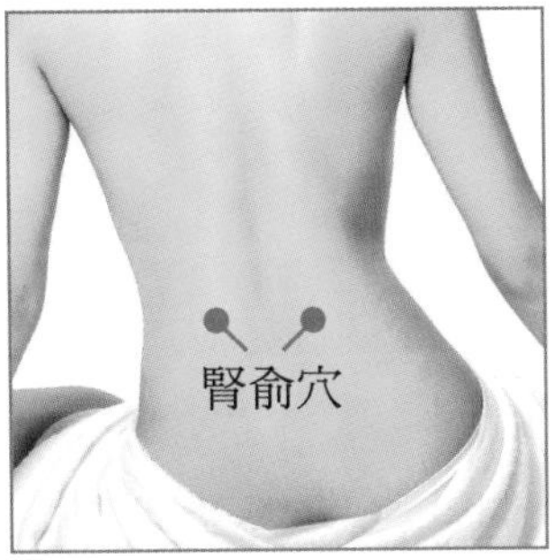

腎俞穴

位於人體腰部，第二腰椎棘突下，左右二指寬處，或者是正坐時，先吸氣摸到肋骨的下緣，在側腰部，沿著肋骨的下緣畫一條水平線，交叉在腰兩旁的肌肉上，這就是腎俞穴。腎俞穴屬足太陽膀胱經，有補腎助陽、調節生殖功能，緩解腰痛、腎臟病、高血壓等作用。

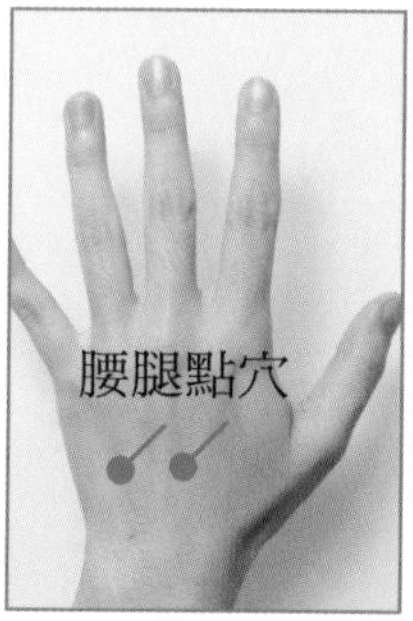

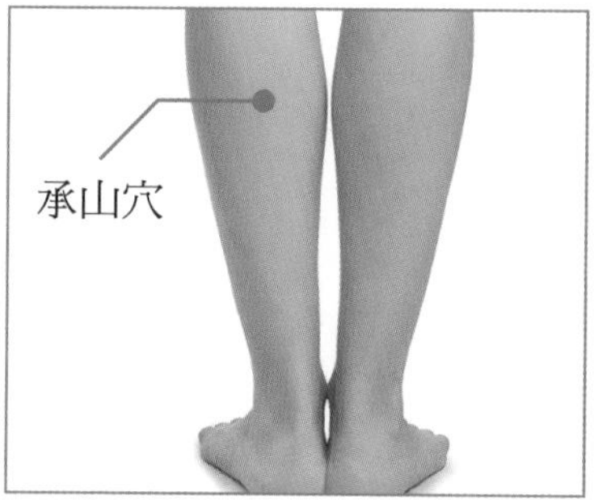

腰腿點穴

位於手背腕橫紋前一寸、第二伸指肌腱橈側與第四伸指肌腱尺側處，對於扭傷、風濕、勞損等所致的急慢性腰腿疼痛均有緩解效果、特別是急性腰扭傷效果最佳，慢性腰病也有一定療效。

承山穴

位於小腿肚下方正中處，肌肉分成「人」字形的中間。顧名思義，承山就是承受一座山，山，就是我們的人體。人站著的時候，承山穴位置是筋、骨、肉的一個最直接的受力點。承山穴屬足太陽膀胱經，主一身之陽氣，一方面是全身承受壓力最多的筋、骨、肉的集結之處，另一方面又是人體陽氣最盛的經脈樞紐，能振奮膀胱經的陽氣，排出人體濕氣，改善腰背痠痛。

▼五十肩

五十肩，經常聽到的名詞，在西醫復健科的專有名詞叫做「冷凍肩」，是指肩關節發生沾黏，導致整個肩膀的活動角度受限制，而且可能伴隨程度不一的疼痛。「五十肩」不是只有五十歲的人會發生，也不是所有的肩膀痛都是五十肩。大部分的肩膀痛還是因為肌肉或肌腱發炎，也就是因為不正確的動作而拉傷了肩膀。因為肌腱發炎，有時一動就會痛到想掉眼淚，所以很多人會刻意避免動到受傷的肩膀，結果反而使關節慢慢沾黏，最後演變成五十肩。所以如果有手臂抬不起來、內衣扣不到，甚至連梳頭、伸手拿東西都有角度限制，不像以前這麼輕鬆時，小心五十肩找上你！

中醫理論認為，五十肩發生的原因包括工作過於疲勞、或單一姿勢持續過久，導致風、寒、濕邪趁虛侵襲肩部經脈，經脈凝滯而形成肩痛。現在人因為工作時間長，如果需長期坐在辦公室，再加上低頭使用鍵盤，不但眼睛花了、腰彎了、背駝了、脾氣也容易暴躁，陽剛之氣不夠，未老先衰，再加上經絡不通，造成現代人普遍有肩背痠痛的困擾。

人體的督脈總督一身的陽氣，壓抑了督脈，也就是壓抑全身的陽氣，持續彎腰駝背，加上肩部因疼痛不敢動作，久而久之，整個脊椎就彎了，人的精神也沒了。人的精神，不但被腦力勞動消耗，也被錯誤的姿勢消耗掉了。尤其是年紀未到五十歲，卻有嚴重五十肩困擾的朋友們，理論上肩關節不應該平白無故就沾黏，肩背也不會因為退化而疼痛，大部分還是因為肩背的氣機不通，經脈阻塞，才會出現駝背、腰痠、肩痛、脖子疼等症狀，一旦氣機通暢，氣血充足，肩背自然挺直、肩膀自然靈活，精神自然百倍了！

有些內科相關的疾病也會導致五十肩，例如糖尿病患者、甲狀腺疾病患者、頸椎長骨刺、頸椎間盤突出壓迫頸神經患者、接受過心臟手術、乳癌手術、以及脊椎手術後的患者等等。這種情況的五十肩成因比較複雜，調理的原則切記要在患部保持溫暖、通暢，所謂不通則痛，按摩或復健時千萬不要過度，以溫和的放鬆及舒緩即可。或利用中醫經絡穴位的原理，刺激遠端經絡相關的八脈交會穴，控制疼痛的總閘門，緩解因為經絡阻塞造成的疼痛，都是很好的方法。同時記得，治病求源，因為風、寒、濕邪侵襲，是造成肩部局部氣血瘀滯不通的原因，務必先去除外界環境的濕邪，並加強身體的排濕能力，才是能夠真正調理五十肩的關鍵。

▼保健食療：桂枝番茄牛肉湯

材料：牛肉片一百二十克、桂枝二十克、紅棗六顆、中型番茄一顆、薑四片、蔥白四段、麻油少許、水五百毫升。

作法：❶將桂枝及紅棗泡水三小時以上備用，番茄切丁備用。
❷以少許麻油爆香薑片、將番茄炒軟，加入中藥材及水煮滾後轉中火，並加入牛肉片，轉小火續煮半小時即可食用。

功效：桂枝富含桂皮油，為樟科植物肉桂的嫩枝，味辛甘性溫、入心肺膀胱經，能治療受風寒濕冷導致的肩臂肢節疼痛；牛肉及紅棗幫助補血，並富含豐富蛋白質及維生素，可以幫助補充體力、恢復元氣。

三大保健穴位：緩解五十肩症狀

按壓的穴道包括肩井穴、後溪穴以及條口穴等。每次可按壓五秒、每回二十次，每天數回，平時按壓可舒緩肩背不適症狀，若局部角度嚴重受限則可以加強按摩力度以改善。

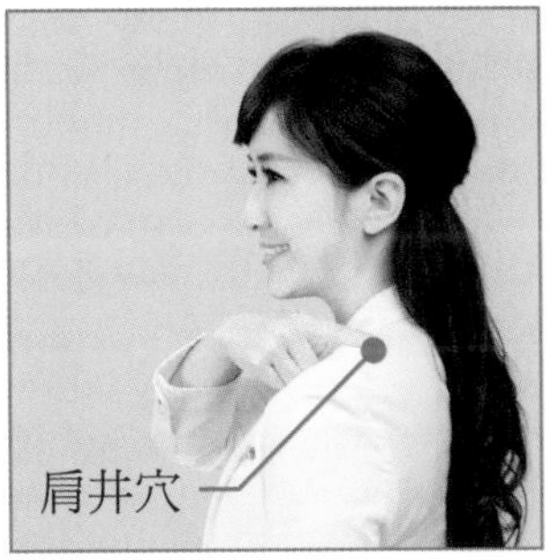

肩井穴

位於肩部最高處，大椎穴和肩峰連線的中點，屬足少陽膽經，透過輕柔慢按肩井穴，可以緩解工作壓力、解除肩頸僵硬。平常可用熱毛巾同時溫敷後頸與肩膀，當毛巾變冷再換熱的持續溫敷；或洗澡時以蓮蓬頭對肩井穴沖淋熱水持續數分鐘，可以通經活絡，改善肩頸僵硬。

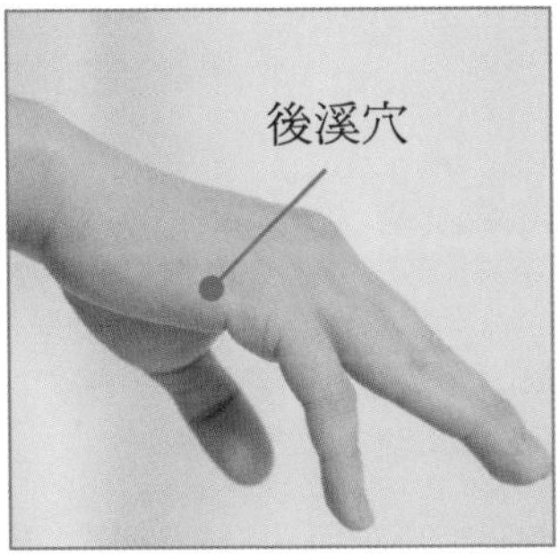

後溪穴

位於小指尺側，第五掌骨小頭後方，當手微握拳，在第五指掌關節後，尺側近端，掌橫紋頭的赤白肉際，也就是手掌掌紋俗稱「感情線」的起點處。後溪穴是手太陽小腸經的腧穴，又為八脈交會之一，有舒經利竅、寧心安神之作用。揉按後溪穴可振奮身體陽氣，緩解經腰椎的壓力。

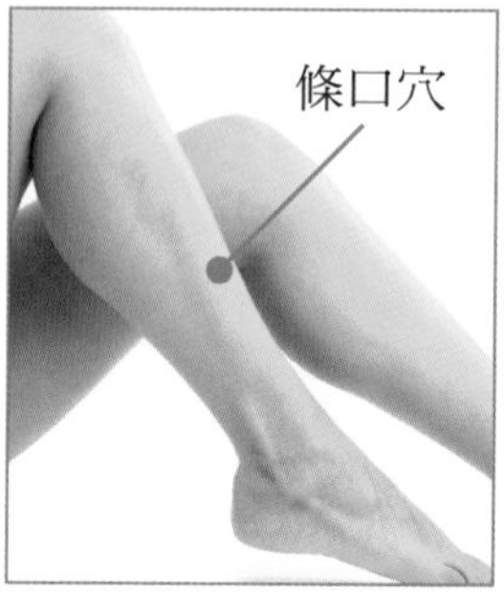

條口穴

位於小腿前外側，犢鼻穴下八寸，距離脛骨前緣一橫指處，屬足陽明胃經，主治肩背疼痛、五十肩、膝腿疼痛、腹痛腹瀉、腳痠腳氣等症，經常按摩可以舒筋活絡，理氣和中，還可以調理腸胃、疏利氣機、清除濕熱。

Tip 快速排濕！

經絡	症狀	排濕食療	排濕穴位	頁碼
膀胱經	腰痛	**杜仲燉腰花** 材料：腰花一百五十克、杜仲五克、薑少許、麻油少許	腎俞穴 腰腿點穴 承山穴	p.85
	五十肩	**桂枝番茄牛肉湯** 材料：牛肉片一百二十克、桂枝二十克、紅棗六顆、中型番茄一顆、薑四片、蔥白四段、水五百毫升	肩井穴 後溪穴 條口穴	p.88

經絡	症狀	排濕食療	排濕穴位	頁碼
腎經	糖尿病	**降血糖粥** 材料：山藥一百克，瘦豬肉片五十克	魚際穴 太溪穴 然谷穴	p.95
	白帶	**完帶湯** 材料：車前子十克、白朮三克、蒼朮三克、糙米二十克	婦科五穴 關元穴 陰廉穴	p.98
三焦經	心血管疾病	**天麻丹參核桃粥** 材料：天麻十克、丹參十克、核桃十克、紅棗十克	膻中穴 少府穴 神門穴	p.103
任脈	多汗自汗	**百麥止汗飲** 材料：百合三十克、麥門冬三十克、柴胡十克、黃耆十克	百會穴 大陵穴 復溜穴	p.108
	風濕性關節炎	**什錦飯** 材料：核桃十克、燕麥十克、小麥十克、芝麻十克、枸杞十克	陽溪穴 外關穴 陽陵泉穴	p.111

腎經——預防糖尿病、白帶異常

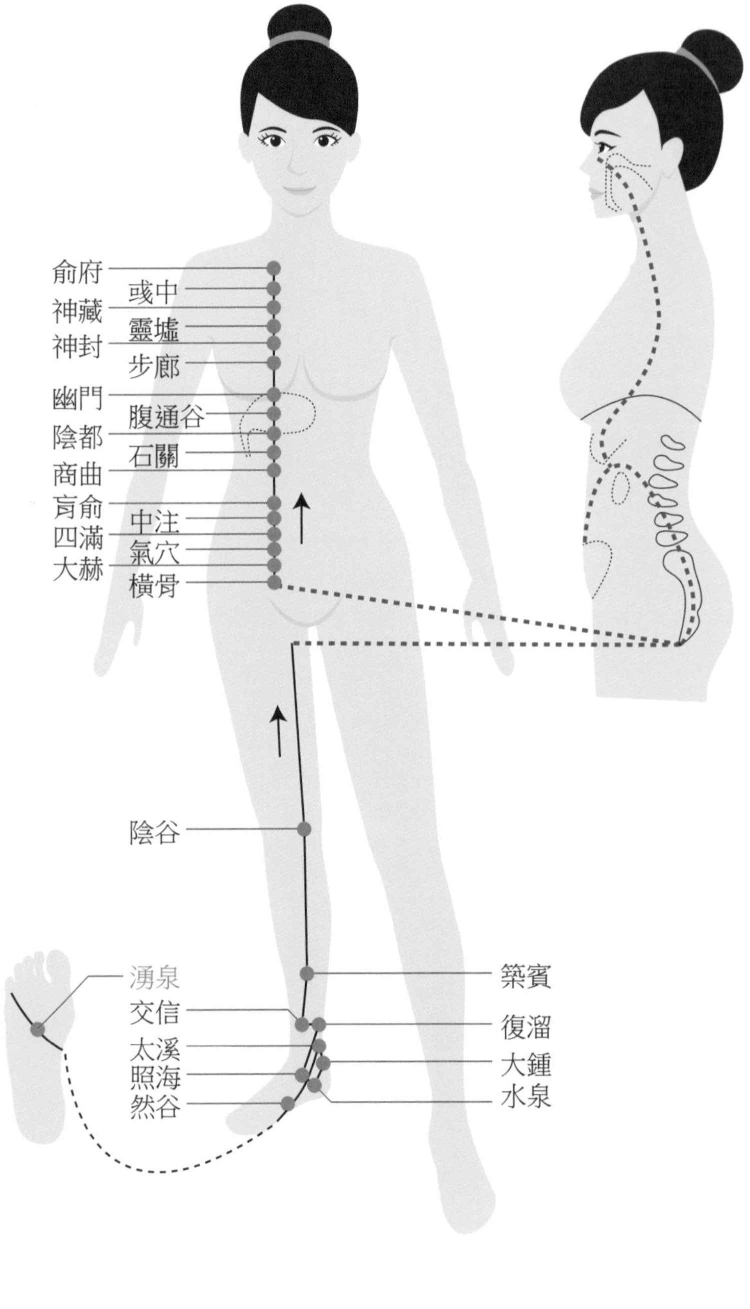

腎經從足小趾開始，走向足底的湧泉穴，沿著足內踝的後面上行，一個分支進入足跟，向上到小腿腓腸肌，再往上至膝後膕窩、大腿內側、穿過脊柱連結到腎與膀胱。主幹從腎出來，向上穿過肝臟和橫膈肌，進入肺臟，沿著喉嚨，到舌根兩旁。另一條支脈，從肺出來聯絡心，並將肺氣注入胸中。

如果想要改善大腿內側的鬆弛及脂肪，記得要由下往上輕拍腎經。中醫說腎主水，按摩大腿內側的腎經可以推動淋巴及血液的流動，改善雙腿浮腫，並且能調整荷爾蒙，達到瘦腿及美容養生的雙重目的。

▼糖尿病

正常情況下，身體會將吃進去的澱粉類食物轉成葡萄糖，做為身體的燃料。體內有一種胰臟製造的荷爾蒙稱為胰島素，可以幫助葡萄糖進入細胞，提供身體能量。如果人體無法產生足夠的胰島素，葡萄糖就無法進入細胞，血糖濃度就會升高。如果空腹時血糖大於140mg/dl、或任何時間大於200mg/dl，便稱為糖尿病。

糖尿病初期大多沒有症狀，漸漸的才有三多症，也就是吃多、喝多、尿多，同時容易感覺疲倦、四肢無力、四肢麻痺、全身衰弱。有時也會有皮膚搔癢的現象，甚至視力減退、抵抗力降低、皮膚癒合能力變差等。一般認為糖尿病與遺傳相關，四十歲以上體型肥胖的中、老年人，如果情緒、壓力、營養等失調，都容易導致糖尿病發作。

糖尿病的控制需要飲食、運動、藥物三者間的相互配合。飲食建議避免甜食，避免飽合脂肪酸過多之食物，以預防肥胖及動脈硬化。運動的目的在促進胰島素的作用，同時消耗多餘脂肪、維持標準體重、改善血脂分佈，增加高密度脂肪，以預防動脈硬化。常見的藥物包括口服降血糖劑或注射胰島素等。

中醫認為，與其一味地限制糖份攝取，更需加強體內胰島素受體的感受性。糖尿病在中醫稱為「消渴症」。《素問．奇病論》曰：「**其人數食甘美而多肥，肥則令人內熱，甘則令人中滿，故其氣上溢，轉為消渴。**」飲食口味較重、嗜吃辛辣、過於進補、飲酒過量，都容易使人體內生濕生熱，久而久之，便形成消渴症。

中醫古籍《蘭室祕藏》的「消渴門」曰：「**血中伏火，津液不足，燥熱為病。**」火可分為實火與虛火，實火邪熱有餘，虛火真陰不足。實火的「邪熱有餘」是指因為飲食、作息、疾病、感染、壓力等外在因素，導致血糖呈現不穩定狀態，繼而發生糖尿病。通常實火引起的邪熱有餘，只要將造成的原因去除，血糖大多可回復正常；相反地，「虛火真陰不足」則是指荷爾蒙代謝異常、本身體質不佳或不當作息改變了身體的狀況，影響了血糖穩定性，例如更年期婦女等，容易有血糖不穩定的現象發生。中醫強調治未病，良好的生活方式，健康的飲食習慣，都有助於預防糖尿病。

▼**保健食療：降血糖粥**

材料：山藥一百克，瘦豬肉片五十克。

作法：山藥切片後與瘦肉同煮，煮沸即可食用。

功效：山藥性平味甘，健脾益腎、補氣養陰，富含多醣具有抗氧化活性，可以增強免疫細胞功能，可用於因糖尿病引起的脾胃虛弱、體倦虛勞等症狀。

▼**三大保健穴位：幫助穩定血糖，增強體質**

按壓的穴道包括魚際穴、太溪穴以及然谷穴等。每次可按壓五秒、每回二十次，每天數回，平時按壓可輔助穩定血糖，若血糖情況控制不佳則可以增加按摩頻率以改善體質。

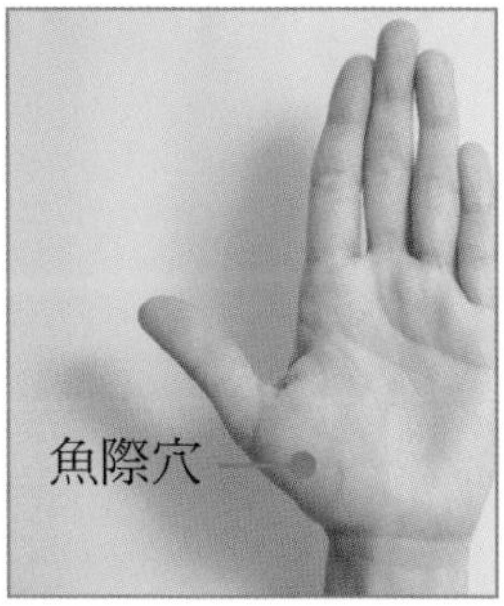

魚際穴

位於手掌面第一掌骨中點，拇指下隆起肌肉最高處，也就是大拇指根部肌肉隆起處的赤白肉際。魚際穴屬於手太陰肺經的滎穴，可以化肺經水濕，散發脾土之熱，有瀉熱宣肺、散瘀潤膚、協助調整血糖的作用。平時按摩可以兩手互敲，以稍微感覺疼痛為度。

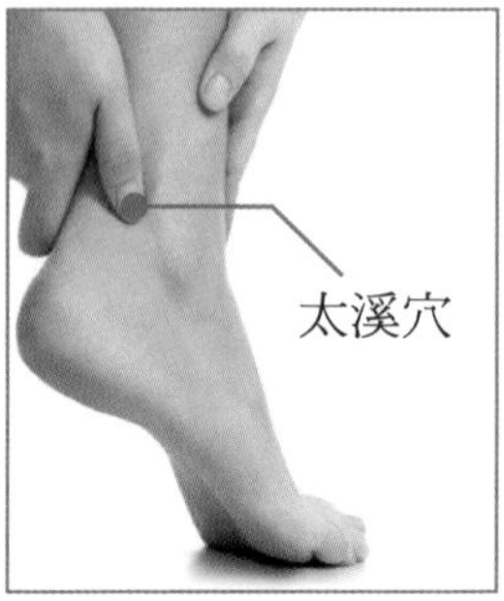

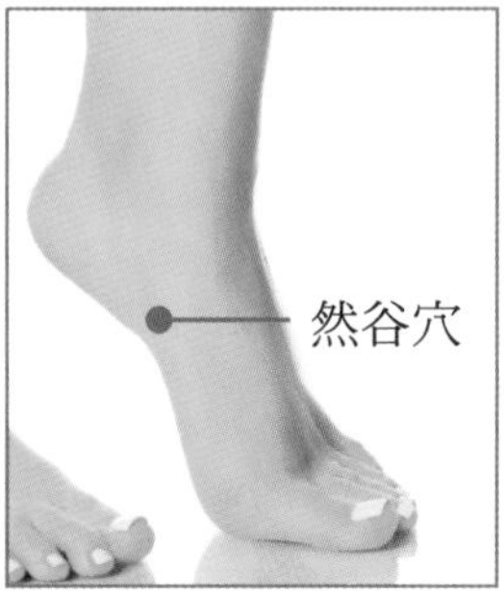

太溪穴

位於腳內踝後緣的凹陷中，是腎經的原穴。原穴能夠激發、調動身體的原動力，調動起來後把它儲藏到湧泉穴，這樣就有健康的根基。揉太溪穴時，很多人根本沒反應，尤其是身體虛弱或長期糖尿病的人，什麼反應都沒有，而且一按就凹陷下去，建議經常揉按。

然谷穴

位於腳內側，足弓弓背中間靠前的位置，可以摸到一個骨節縫隙，就是然谷穴。然谷穴是腎經的滎穴，作用是升清降濁、平衡水火，專治陰虛火旺，對於因糖尿病引起的口乾舌燥，效果很好，每天持續按揉然谷穴十分鐘，還能提升胰島素的感受性。

▼白帶

白帶是女性都有的陰道分泌物，由女性生殖器官的各部位分泌出來的黏液及滲出物混合而成。正常生理情況下的分泌物，可以使陰道保持濕潤，由陰道乳酸桿菌幫助維持陰道環境的健康。沒有白帶雖然是不正常的，但白帶過多也不正常！正常的白帶應該是無色、無異味的分泌物，異常的白帶通常帶有顏色、有味道、甚至有血，同時可能伴隨其他不舒服的症狀，此時就要提高警覺。

乳白色或豆腐渣狀的白帶，一般認為是念珠菌感染的表現，通常會合併外陰瘙癢或灼痛感；如果是黃膿樣有泡沫的陰道分泌物，同時有外陰瘙癢的症狀，一般發生在老年性陰道炎、慢性子宮頸炎、子宮內膜炎的情況，通常是由化膿性細菌感染所引起；如果是帶血的白帶，要先確認不是惡性腫瘤所引起，如果停經後還有帶血的白帶，要注意是不是重度子宮頸糜爛、子宮頸息肉、或子宮頸癌等。

在排卵期及月經前後正常的白帶，是不需要治療的，胡亂用藥，亂殺細菌，反而會造成陰道正常菌叢的破壞，引起念珠菌乘虛而入。例如習慣性沖洗陰道的行為，除了破壞原本的陰道生態，造成惡菌驅逐良菌，也容易把外來的病原沖入骨盆腔內，反而造成骨盆腔發炎。

俗話說：「十女九帶」，帶下是婦女常見的困擾。正常的女性從青春期開始，因為腎氣充足、脾氣健運、任脈通調，所以月經會準時來，同時帶脈堅固，陰道內會有正常的少量透明無味的黏性液體，尤其在排卵期間，具有「潤澤陰戶、防禦外邪」的作用。「帶脈」是位於人體腰腹之間、唯一一條橫向運行的脈絡。「帶」字有腰帶的意思，因為橫行於腰腹之間，統束全身直行的經脈，狀如束帶，所以稱為「帶脈」。

傅青主在《傅青主女科．帶下篇》明確指出：「**帶下俱是濕症**」，濕邪是帶下病的關鍵。

臨床帶下依五種顏色區分，常見為白帶及黃帶。如果帶下色白量多且清晰，屬白帶，多因脾虛濕盛、肝鬱不舒、帶脈不固所引起；如果帶下色黃濃稠，屬黃帶，多因濕熱互結，下注產生。有帶下困擾的女性，應避免吃過多冷飲冰品，脾陽如果受損，體內多餘的水濕無法排除，形成痰飲，不僅造成身體的肥胖，如果下滲到帶脈，帶脈固攝不佳，就會造成白帶增加。

▼保健食療：完帶湯

材料：車前子十克、白朮三克、蒼朮三克、糙米二十克。

做法：將上述中藥材裝入藥包裡綁緊，以一千毫升水煮滾約十分鐘後，取藥汁再與糙米煮成粥即可。

功效：車前子可明目利水、清熱祛痰；白朮及蒼朮可以益氣健脾、燥濕固下，提升婦科免疫力，改善白帶過多的體質。

▼三大保健穴位：改善白帶，增強婦科免疫力

按壓的穴道包括婦科五穴、關元穴以及陰廉穴等。每次可按壓五秒、每回二十次，每天數回，平時按壓可減緩過多分泌物，若陰部搔癢不舒服則可以加強按摩力度以緩解症狀。

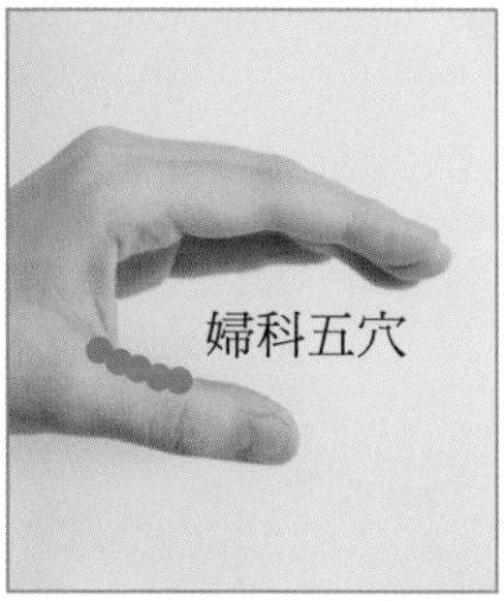

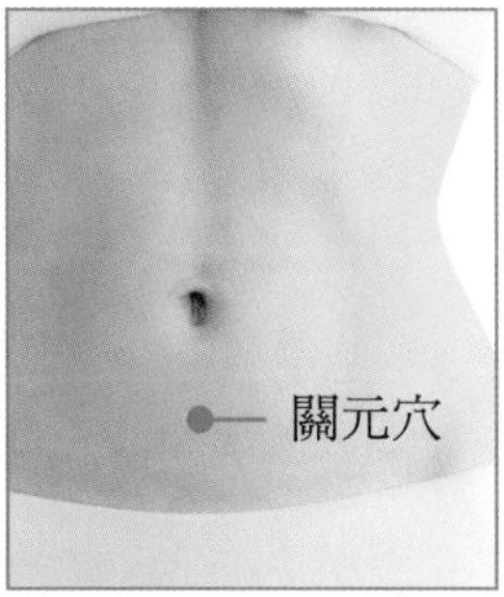

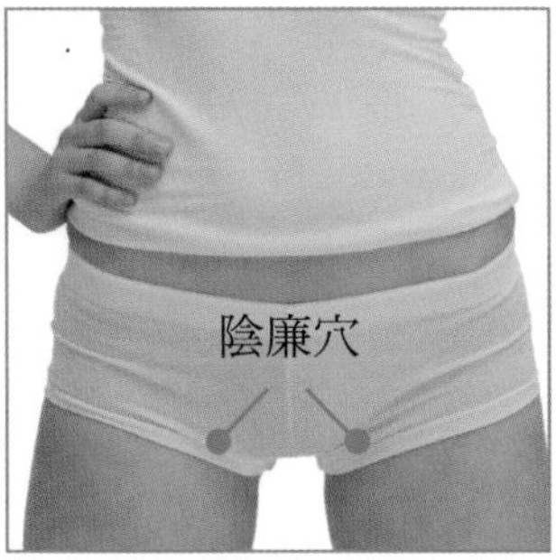

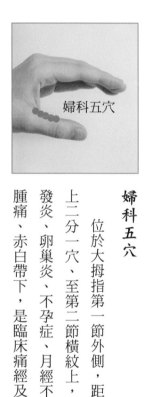

婦科五穴

位於大拇指第一節外側，距中央二分半處，從掌指橫紋起，每上二分一穴、至第二節橫紋上，合計五穴。主治：子宮腫瘤、子宮發炎、卵巢炎、不孕症、月經不調、經痛、月經過多或過少、陰痛腫痛、赤白帶下，是臨床痛經及白帶過多的常用穴。

關元穴

位於肚臍下三寸，約四橫指距離。關元穴是小腸的募穴，小腸之氣結聚此穴，並經此穴輸轉至皮部。關元穴為先天之氣海，是養生吐納、屏氣凝神的地方，古人稱為人體元陰元陽交關之處。關元穴經常保持溫暖，或以吹風機溫熱，可以補腎虛、治經痛、調帶下。

陰廉穴

位於大腿內側，當恥骨聯合上緣旁開2寸，再直下2寸，長收肌外緣處。取穴時先立正站好，兩手插於腿外側，掌心貼腿，四指併攏平貼小腹，小指剛好在腿根部的位置，此時無名指指尖所在處就是陰廉穴。陰廉穴主治白帶異常、不孕症、膀胱反覆發炎及月經不調的相關疾病。

三焦經——戰勝心血管疾病

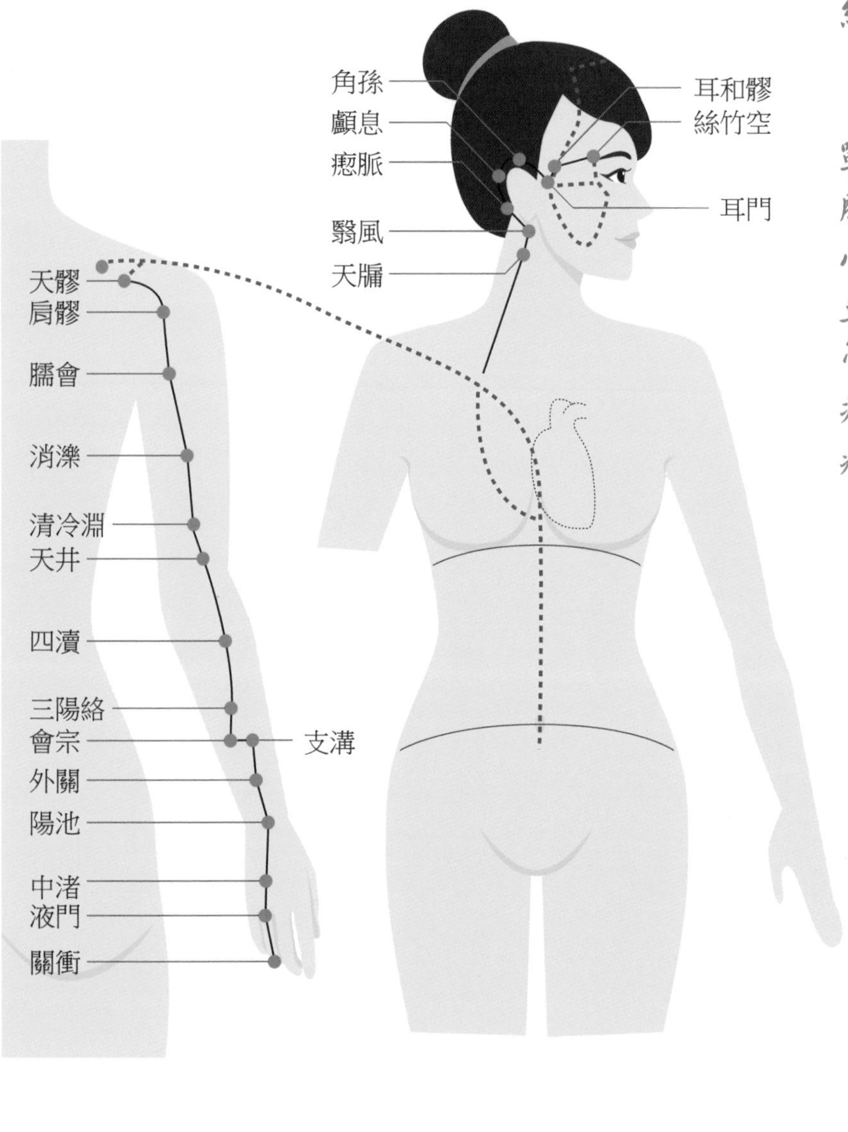
角孫
顱息
瘈脈
翳風
天牖
耳和髎
絲竹空
耳門
天髎
肩髎
臑會
消濼
清冷淵
天井
四瀆
三陽絡
會宗
支溝
外關
陽池
中渚
液門
關衝

中醫的臟象學說中有一個特殊的概念——三焦，包括上焦、中焦、下焦。三焦為六腑之一，上焦包括橫膈以上的胸部、心、肺和頭面部，功能為氣的升發和宣散。中焦包括橫膈以下、肚臍以上的上腹部、脾和胃的運化功能，是氣機升降之樞紐、氣血生化之源頭。下焦包括胃以下的部位和肝、腎、小腸、大腸和膀胱、三焦等，主要功能是排泄糞便及尿液。如果三焦受到病邪的侵犯，會在各臟腑間輾轉流竄，例如下焦受到燥邪，耗損陰液，出現肝腎陰虛的現象，表現會是面紅身熱、手足心熱、口乾舌燥及疲倦耳鳴等。

我們知道體內濕氣的生成，從中焦脾胃開始，輸送到上焦的心肺最後再回到下焦的腎與膀胱，如此循環，與三焦臟腑的功能息息相關。

▼心血管疾病

很多人經常有陣發性的胸悶感，多與勞累有關，三到五分鐘後就緩解，不以為意，但往往一檢查就發現是冠心病。雖然患者會說：「我從來都不會胸疼」，但其實有心血管相關疾病的人，並不一定都有胸痛的症狀，有些人只會偶爾感覺胸悶、胸口灼熱、甚至是腹脹、腹悶，這些都可能是冠心病的臨床表現。因此，遇到陣發性胸悶，也應該要警覺有冠心病的可能。

正常心臟是一個強壯而中空的肌肉組織，約拳頭般大小，負責輸送血液至全身。一般健康的人，每天心跳約十萬次，要打出八千公升以上的血液，流經全身各處，二十四小時不休息。心臟本身也需要充足的養分與氧氣，氧氣主要靠冠狀動脈供給，只要這些血管保持通暢且正常運作，心臟就能保持正常的功能。當供應心肌血液的任何一條冠狀動脈發生狹窄或阻塞時，就會阻斷心臟的氧氣及養分供給，導致心臟無法打出正常量的血液，甚至影響控制心律的傳導系統，嚴重的話會導致心衰竭或心律不整。

造成冠狀動脈心臟病的危險因子很多，目前已確認的包括遺傳基因、種族、年齡等，還有高血壓、糖尿病、高血脂症、肥胖、抽菸、慢性腎衰竭等。在有些情況下，也特別容易在高危險族群的身上，誘發產生急性心絞痛的現象，例如突然過度運動、用力提重物、酒足飯飽之後、太冷或太熱的天氣下外出時、壓力太大、情緒突然起伏時，甚至是突然受到驚嚇，都有可能導致左邊的胸前部位，感覺疼痛或緊縮，喘不過氣來。

中醫認為，如果心絞痛的發作頻率，與天氣的相關性越高，越需要積極處理體內濕濁瘀積的現象。濕，最能阻礙身體中氣的運行，只要體內水分代謝異常，就容易引起濕濁瘀積。大自然的氣候，每次要降雨前，空氣中的濕度會增高，氣壓會降低，各種氣流都會停止流動，此時通常感覺悶熱不舒服。人體也是一樣，如果體內濕度太高，濕濁瘀積在胸口，甚至心臟部位，導致胸中的陽氣無法舒展，身體一樣會感覺胸悶氣短，而這樣的現象在陰雨天時，外界的濕氣重，也會加重身體的濕氣，更難排出。

水濕的運化還是要靠脾，現代人都躲在室內，開著空調，夏天的暑濕本該藉由排汗排出，卻因此瘀積體內；天氣熱時，又貪喝涼飲、愛吃生冷的食物，久而久之，外損體表的衛氣，內傷脾胃之陽氣，使脾排濕功能大減。濕邪瘀積體內，阻礙心的陽氣，心血管相關疾病便反覆發作，纏綿難治。

▼保健食療：天麻丹參核桃粥

材料：天麻十克、丹參十克、核桃十克、紅棗十克。

作法：將所有食材洗淨瀝乾，加入兩千毫升冷水煮滾後、轉小火續煮半小時，悶一下即可食用。

功效：天麻味甘性平，入肝經，用於疏通經絡、降低周邊血管和冠狀動脈血管的阻力；丹參味苦性微寒，入心肝經，具有補益心氣、減少血管發炎及硬化的機率，臨床上常用於預防心腦血管疾病；核桃富含蛋白質及不飽和脂肪酸；紅棗幫助大補氣血，以上食材一起食用，適合有慢性心血管疾病的體質。

▼三大保健穴位：緩解心臟不適，保養血管

按壓的穴道包括膻中穴、少府穴以及神門穴等。每次可按壓五秒、每回二十次，每天數回，平時按壓可緩解心臟不適症狀，若經常反覆不舒服，在西醫確認無其他須進一步處理的情況下，則可以加強按摩頻率以緩解胸痛症狀。

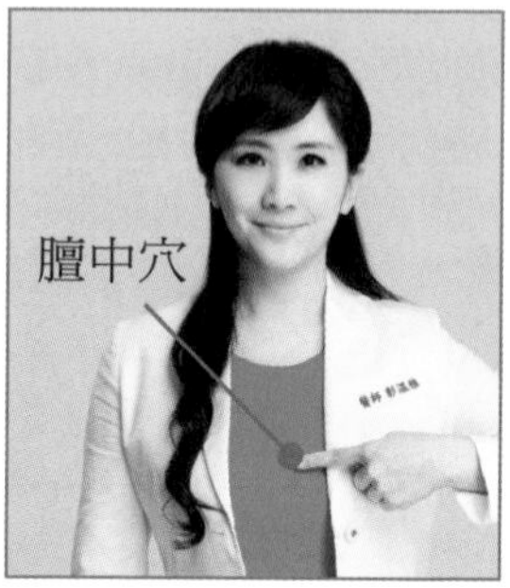

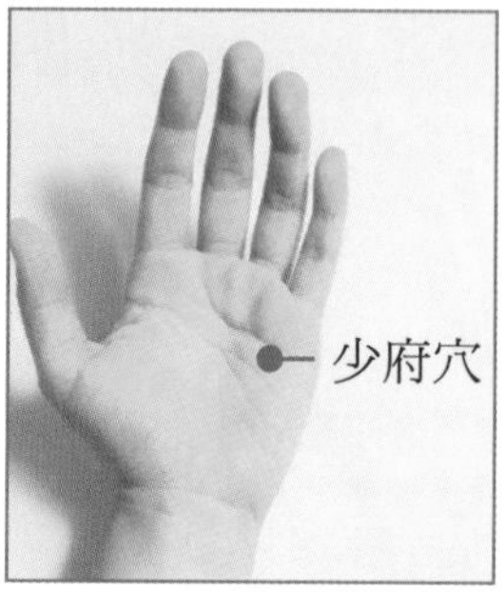

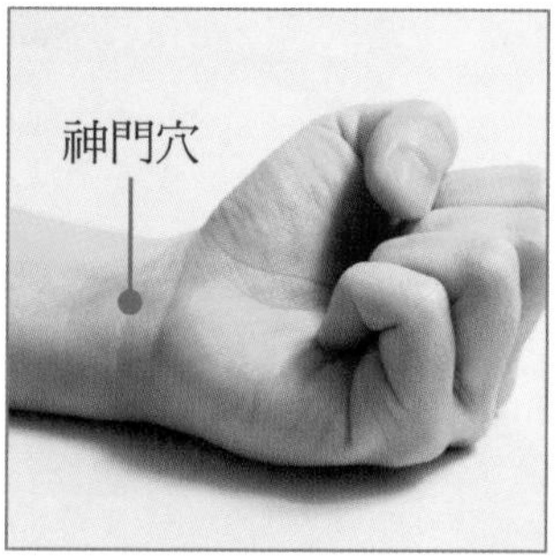

膻中穴

位於胸部正中線第四肋間處，約當兩乳頭之間。膻，指胸腔，內為宗氣之海，屬任脈，為足太陰脾經、足少陰腎經、手太陰肺經、手少陰心經四經之會穴，有補氣、活血、通絡、開胸的效果，可以緩解神經系統造成的壓力，並提升免疫系統。

少府穴

位於手掌第四、五掌骨之間，握拳時，小指尖所到之處。經常按摩少府穴，可以促進全身血液循環，幫助預防心血管方面的疾病。「少」是「陰」的意思，「府」是「宅」的意思，也就是心經氣血都聚集在這個穴位，經常揉按少府穴可以發散心火，幫助保養心血管。

神門穴

位於手腕處，掌心朝向自己時，在小指延伸到手腕關節的橫紋處，有個骨頭之間的凹陷處。神門穴是心的原穴，屬於手少陰心經，具有滋陰降火、養心安神的作用，因此經常揉按神門穴，可以調整與心臟、心神相關的疾病，也可以改善焦慮、失眠、暈車、五十肩、胃食道逆流和更年期不適等問題。

任脈——改善多汗自汗、風濕性關節炎

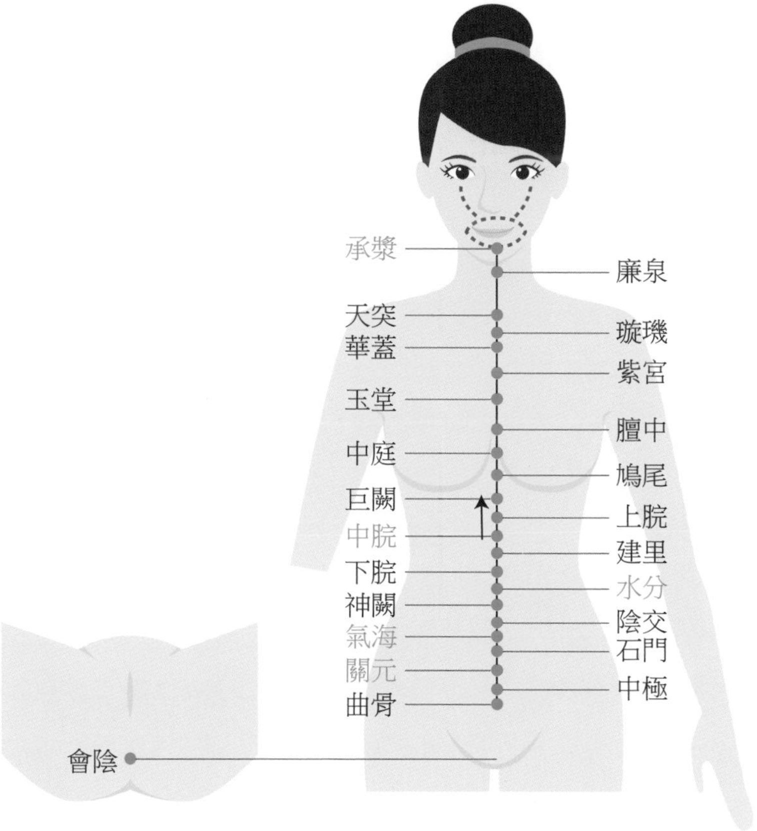

任脈為「陰脈之海」，起於人體的會陰部，經由正中線的肚臍往上，止於下巴的承漿穴。腹部排濕常用的穴點，包括身體正中線「任脈」的「中脘穴」、「水分穴」、「氣海穴」、「關元穴」等。距離肚臍下一點五吋及三吋的「氣海穴」及「關元穴」，是調理經期、消除下腹肥胖的穴位，而肚臍上一寸的「水分穴」，可調節體內水分的運行，肚臍上四吋的「中脘穴」，可調理上腹部肥胖，改善胃凸的現象。

多汗自汗

出汗為人體的生理現象，每個人都有出汗的經驗，但是出汗也分為正常及不正常兩種狀態。正常出汗是身體為了調節體溫、滋潤肌膚、代謝廢物而產生的生理現象，每個人的出汗量和汗腺的活躍程度相關，排汗的過程受到情緒、飲食、體內荷爾蒙、藥物、疾病等因素影響。一般男性的汗腺較活躍，在緊張、疲倦、劇烈運動、環境悶熱、吃熱性食物時會增加出汗量，都是正常的現象。但是如果沒有特殊原因，白天稍微活動一下就滿頭大汗，我們稱為「多汗症」，中醫稱為「自汗」。

多汗自汗的人，分成全身多汗及局部多汗。局部多汗好發在手、足、腋下、臉、額頭等部位，有家族遺傳傾向；全身多汗多與身體的疾病相關，常見於焦慮症、更年期、低血糖、甲狀腺亢進甚至癌症病人的身上。多汗自汗的體質，往往也同時有不耐風寒、容易感冒、畏寒怕冷、容易疲倦等氣虛濕重的現象。中醫理論認為，汗是組成津液的一部分，經由身體陽氣蒸發後，從人體體表的毛孔分泌出體表。出汗的過程一方面可以將身體的濕邪排出，一方面過度出汗又會造成損耗津液。中醫認為，「汗為心之液」，汗由體內精氣生化而成，不可過泄，如果外泄太多，會造成精氣的損耗，進一步會出現全身乏力、食慾不振、疲勞倦怠等症狀，出汗時又容易遭受風邪，受涼感冒。所以大量出汗後一定要先換掉濕衣，以免又進一步讓濕邪入侵體內，纏綿反覆難治。

如果是睡醒之後發現一身都濕透了，中醫稱為「盜汗」，可能是身體有某些疾病，例如糖尿病患者血糖代謝率提高，或交感神經過於興奮時，會發生盜汗；身體有感染時，會出現發燒症狀，也會導致盜汗發生；更年期婦女因為荷爾蒙變化，有熱潮紅、夜間盜汗及心悸等現象；甲狀腺機能亢進、腎上腺衰竭，或有其他身體激素相關疾病時，也可能出現盜汗症狀。

容易多汗自汗的體質，記得腳部別貪涼受潮。汗為陰液，人的腳底是陰氣匯集之處，容易出汗的體質，一定要注意腳底的保暖及乾燥。不建議夏天穿完全不吸汗不透氣的硬底塑膠鞋，如果腳部出汗後，無法被鞋底吸收，又沒有棉質的襪子可以吸汗，導致長時間腳部都處於濕漉漉的狀態，很容易造成濕邪進一步侵犯，引起疾病。

▼ **保健食療：百麥止汗飲**

材料：百合三十克、麥門冬三十克、柴胡十克、黃耆十克。

作法：所有藥材洗淨後，加入兩千毫升開水，煮滾後悶一下，即可飲用。

功效：益氣養陰、清熱安神，可以加強皮膚調節水分的能力。

▼ **三大保健穴位：改善多汗自汗，收斂心氣**

按壓的穴道包括百會穴、大陵穴以及復溜穴等。每次可按壓五秒、每回二十次，每天數回，平時按壓可改善多汗自汗，若汗出嚴重則可以加強按摩力度以緩解症狀。

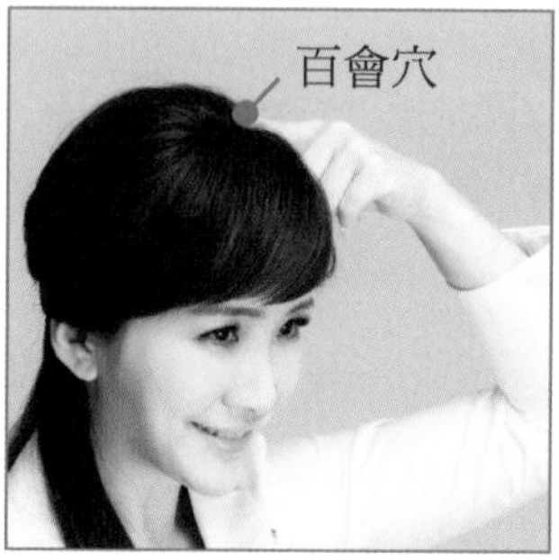

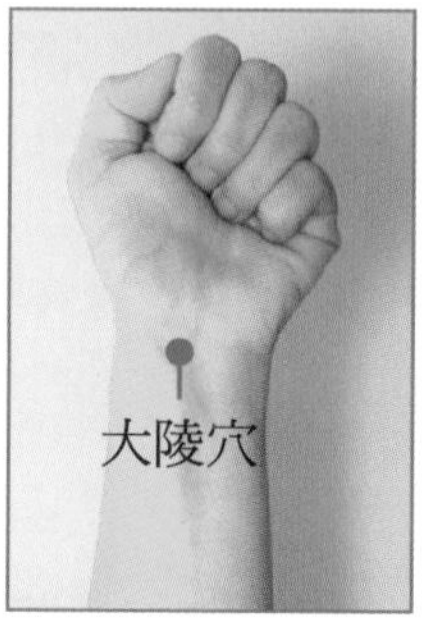

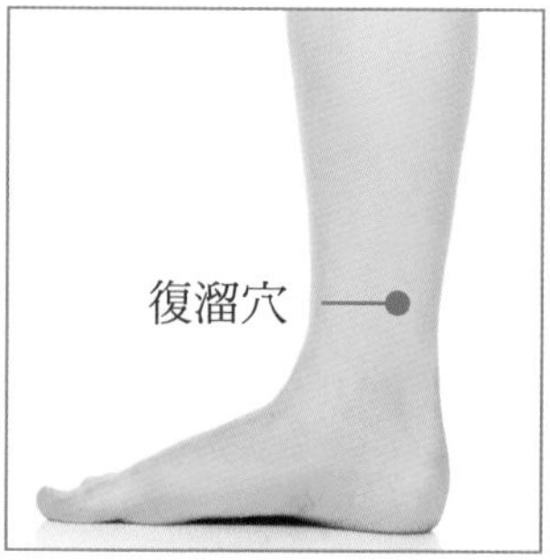

百會穴

位於頭頂，取穴時要先把頭低下來，以兩邊耳尖劃直線，與鼻子到後頸直線的交叉點。人體所有的陽經都上達頭部，包括督脈、足太陽膀胱經、足少陽膽經、足陽明胃經、手太陽小腸經、手少陽三焦經等都在此交會，所以稱為百會。百會穴是發汗直接關聯的穴位，可以重整自律神經失調、振奮陽氣。

大陵穴

位於手腕內側、腕橫紋的中點，是心包經的原穴和俞穴，作用為燥濕生氣，經常按揉大陵穴，可以清心瀉火、去除口臭，還可用於手心出汗、腕關節疼痛、心痛心悸及失眠等症。

復溜穴

位於小腿內側，在足內踝尖與跟腱後緣之間中點向上約三橫指處，腎經經穴。復，是再一次的意思；溜，是悄悄地消失。意思就是腎經的水濕之氣在這裡再次吸熱、蒸發上行，氣血悄悄散失，就像溜走了一樣，所以復溜穴專治水液代謝失常，尤其是腎虛引起的出汗過多。

▼風濕性關節炎

類風濕性關節炎是一種侵犯關節的疾病，會導致關節局部疼痛、腫脹和僵硬。如果一側膝部或手部罹患了類風濕性關節炎，通常另一側的膝部和手部也會罹患。這種疾病通常可以同時侵犯多個關節，也可以侵犯身體的任何關節，罹患類風濕性關節炎的人通常會有四大典型症狀：紅、腫、熱、痛，同時可能感到身體不適、發燒和疲勞倦怠感。

類風濕性關節炎是一種免疫調控異常的疾病，若有對稱性、多發性、大小關節都疼痛的現象，關節處出現紅、腫、熱、痛，清晨起床時特別感覺全身僵硬，同時這種症狀持續好幾周都無法緩解時，就應該提高警覺。

中醫認為，類風濕性關節炎屬「痹證」範圍，病因依中醫典籍《黃帝內經．素問．痹論》所言：「**風寒濕三氣雜至，合而為痹也。其風氣勝者為行痹，寒氣勝者為痛痹，濕氣勝者為著痹**。」三者合邪則為風濕熱痹。類風濕性關節炎的發生與本身體質、氣候條件、生活作息有密切的關係，不論是外因風、寒、濕、熱之邪，或久居潮濕之地，或貪涼露宿，睡臥當風，或暴雨澆淋，嚴寒內侵；或因內因正氣虧虛，衛外不固，或勞欲過度，精氣虧損，或年老體弱，肝腎不足，肢體筋脈失養，或病後、產後氣血不足，皮膚腠理空虛，都可能引起痹症。

風邪引起的「行痹」，特點是關節遊走疼痛，治法為祛風通絡、散寒除濕；寒邪引起的

「痛痹」，特點是疼痛固定、劇烈，治法為溫經散寒、祛風除濕；濕邪引起的「著痹」，特點是肌膚麻木，肢體關節重著，治法為除濕通絡、祛風散寒。風寒濕三邪合併引起的「風濕熱痹」，特點是關節灼熱紅腫、發熱、脈數，治法為清熱通絡、祛風除濕。

一旦痹證日久，常出現痰瘀阻絡，氣血虧虛，肝腎不足等病變，治療時則應扶正祛邪，標本兼顧。中醫副作用小，可以有效改善體質、擺脫疼痛。

▼保健食療：什錦飯

材料：核桃十克、燕麥十克、小麥十克、芝麻十克、枸杞十克。

作法：所有藥材洗淨後，加入兩千毫升開水，煮滾後悶一下，即可食用。

功效：可幫助對抗自由基，減輕關節不適。

▼三大保健穴位：改善風濕性關節炎症狀

按壓的穴道包括陽溪穴、外關穴以及陽陵泉穴等。每次可按壓五秒、每回二十次，每天數回，平時按壓可緩解疼痛症狀，若局部單一關節特別痛，則可以加強熱敷及按摩次數以緩解之。

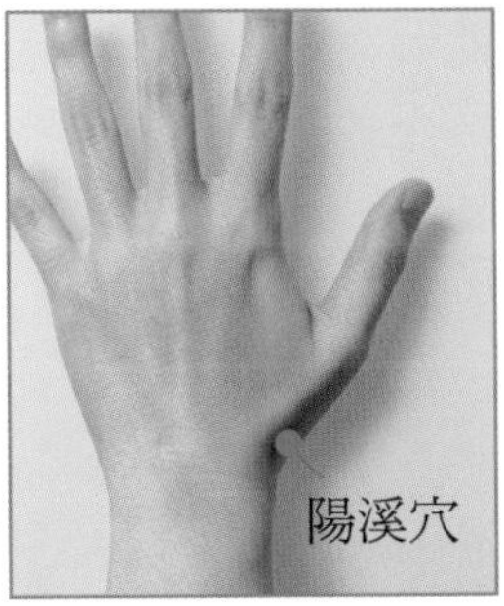

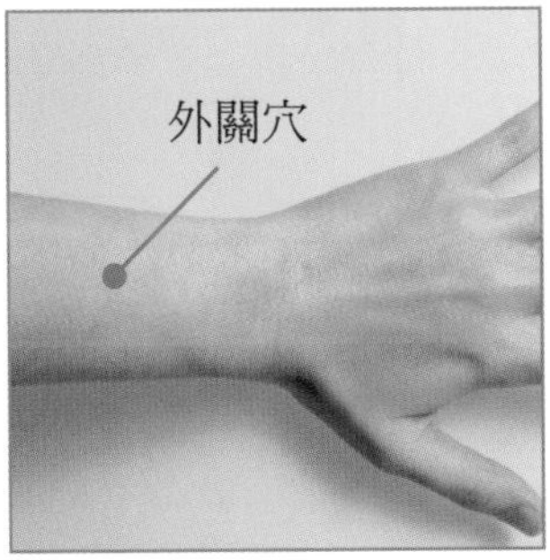

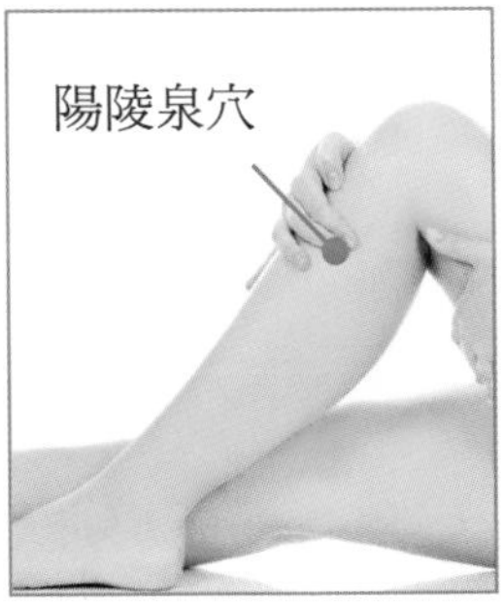

陽溪穴

位於腕背橫紋橈側，手拇指向上翹起時，在伸拇短肌肌腱與伸拇長肌肌腱之間的凹陷中，屬大腸經，有疏通氣血，通經去瘀的作用。穴位位於手腕處，對於因為做家事或打電腦所造成的手腕痠痛，或周圍軟組織的疾病，有很好的改善疼痛效果。

外關穴

位於腕背橫紋上兩寸，是手少陽三焦經的絡穴及八脈交會穴之一，也就是奇經八脈與十二正經經氣相通的八個特定穴之一，作用就像一個控制疼痛的總閘門。因為經絡阻塞造成的疼痛，例如坐骨神經痛、肩痛、腰痛、脅肋痛等，都可以透過按壓外關穴清熱解表，通經活絡。

陽陵泉穴

位於膝蓋斜下方，小腿外側之腓骨小頭前凹陷中，為八脈交會穴之一，屬足少陽膽經，為該經脈氣所入，歸合於臟腑的合穴。十總穴稱「外傷陽陵泉」，可用於各種關節腫痛、退化性關節炎、坐骨神經痛、風濕或痛風引起的膝痠腫痛，有舒經活絡，去風寒濕熱的作用。

肺經——擺脫咳嗽多痰、防感冒

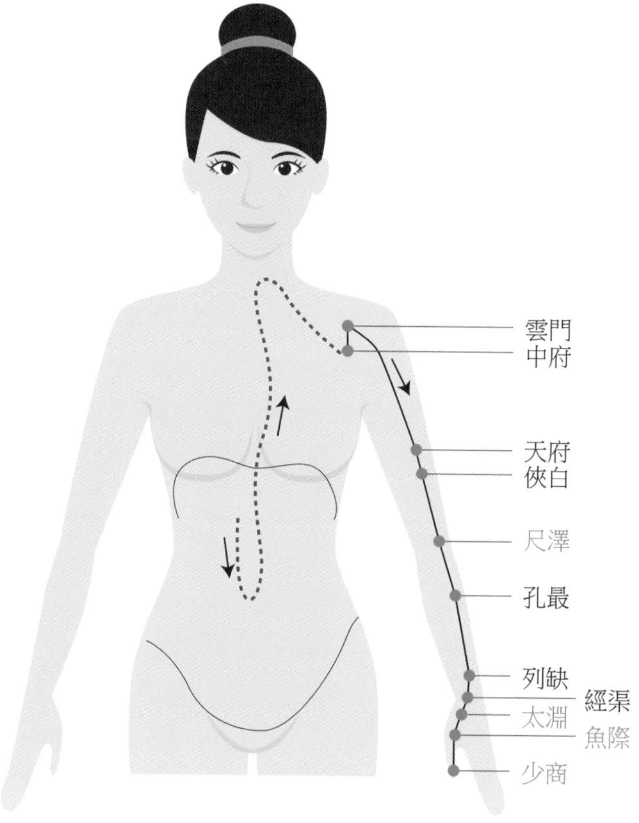

身體肺經的走向，從中焦胃部開始，往下聯絡大腸，再返回到胃，穿過橫膈，屬於肺臟。從肺臟經過氣管、喉嚨，沿著腋下往手臂內側，通過手肘處的尺澤穴，沿著前臂內側橈骨邊緣，進入寸口橈動脈跳動的地方，也就是太淵穴，經過魚際，一直到大拇指的少商穴。

肺是通調身體水分津液的通道，當食物經過脾胃的消化後，養分會經由肺臟運化到全身，透過肺氣將水分散到皮表，以發汗的方式排出體外；或向下調降與肅清的方式，把水分輸送到腎，經由腎的氣化功能，轉為尿液再排出體外。

▼咳嗽多痰

感冒時會出現咳嗽症狀，有些人是乾咳，也有些人會有痰，甚至咳出的痰也都有差異。真正的痰來自於氣管、支氣管及肺，當這些部位發炎，上皮細胞分泌黏液，黏液堆積才會形成痰，正常人會藉由咳嗽的動作來排痰；所以，真正有痰，是代表喉部以下的呼吸道發炎，才會導致咳嗽有痰。大部分感冒多為喉部以上，鼻、口、咽、喉部位的問題，鼻黏膜會分泌鼻水，咽及喉會發炎、充血、腫脹。口腔有唾液腺分泌口水，有時鼻水會倒流到口腔，加上咽及喉發炎腫脹的分泌物，使口腔的口水變黏，因為咽喉不舒服，加上口腔口水變黏，所以病人咳嗽時，以為有痰。

中醫認為，肺為儲痰之器，肺臟是一個儲存痰液相關的臟器，如果以自然界來比喻人體，肺臟就好比廣闊的天空，負責調節天上雲霧雨露這些水濕代謝的過程。痰與肺相關，但不完全只有肺的問題，中醫的痰，如同西醫的觀點，同樣包括有形的痰，也包括無形的痰。有形的痰除了真正的痰，還包括口中黏膩不舒服的感覺；無形的痰，則是指由痰引起一連串相關的症狀，例如頭暈目眩、心悸氣短、神昏不清等等。

中醫的肺，除了具有呼吸的作用，還具有往下降氣的功能。「肺與大腸相為表裡」，兩者具有表裡關係，大腸須得到足夠的肺氣，才能進行排泄的功能；如果肺氣不宣，就會影響大腸的排泄功能。咳嗽，是身體的保護機制，目的是使氣管保持通暢，所以有痰的咳嗽，止咳並非首要考量，化痰及去除發炎因素才是首要任務！

對於咳嗽，民間有許多治療的偏方與禁忌，像是久咳不能吃橘子、梨子等水果，是真的嗎？中醫針對咳嗽，可以分為熱咳、冷咳、燥咳。熱咳的痰顏色比較黃、比較稠，且吐出來的痰量較多，常常伴隨喉嚨痛、黃鼻涕等症狀；冷咳的痰則顏色偏白、稀薄，常常會感到有白痰、口水過多，同時會有怕冷、畏寒、流鼻水等症狀；燥咳則會讓人覺得口乾舌燥，雖然痰不多、但又白又黏，且喉嚨癢癢的，喉頭黏膩的感覺一直都在，偶爾還會一陣狂咳。

如果是冷咳，老祖宗的經驗告訴我們，不可以吃橘子、梨子等水果，因為這些水果以中醫的觀點來看，屬性較冷而且多汁，會讓冷咳的病人痰更多，雪上加霜咳得更嚴重。

如果是熱咳或燥咳，梨子、橘子、楊桃、蓮霧等水果，性質偏冷又多汁，不但可以幫忙化痰降火氣，還可以改善口乾舌燥的情況，反而對於咳嗽有幫助唷！

▼保健食療：沙參玉竹百合湯

材料：沙參三十克，玉竹三十克、百合三十克。

作法：將沙參、玉竹、百合洗淨後，一同燉至藥材軟爛即可。

功效：潤肺養陰、健脾和胃，特別適合氣虛久咳，肺燥乾咳。

▼三大保健穴位：提升肺氣，止咳化痰

按壓的穴道包括鼻通穴、太淵穴以及豐隆穴等。每次可按壓五秒、每回二十次，每天數回，平時按壓可緩解咳嗽，若痰多不舒服則可以加強按摩力度以緩解症狀。

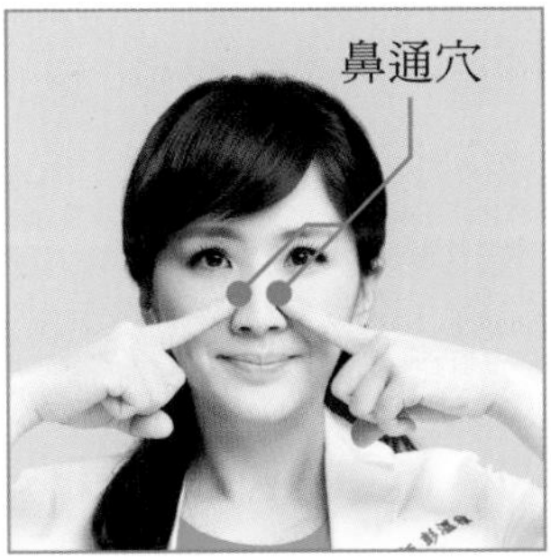

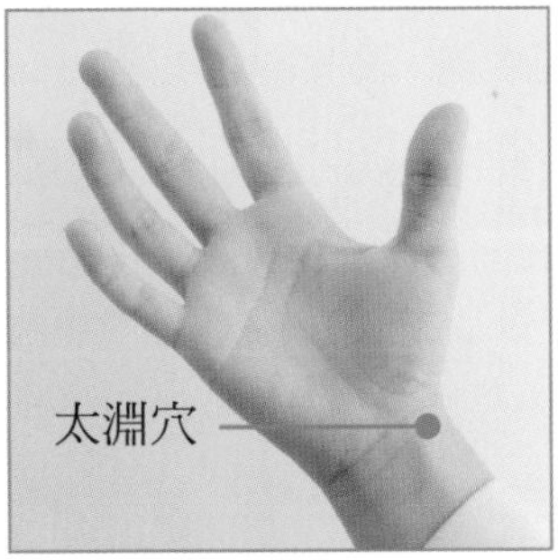

鼻通穴

又稱上迎香穴，位於鼻翼上方一公分高，兩側各旁開一公分的法令紋起點。按摩此穴可以清利鼻竅，通絡止痛，宣通鼻竅，疏風清熱，經常用於治療鼻炎、鼻竇炎、過敏性鼻炎及頭痛等。通常用食指指腹在鼻通穴進行按揉或直按一分鐘，以感覺痠脹為度，能通竅利鼻、提升肺氣，輔助緩解咳嗽症狀。

太淵穴

屬於手太陰肺經上的腧穴，肺朝百脈，脈會太淵，肺主氣、主呼吸，氣為血之統帥，此處穴得氣最先，在人體穴位中占有非常重要的地位。取穴時手掌心朝上，腕橫紋的橈側，大拇指立起時，有大筋豎起，筋內側凹陷處，橈動脈跳動處，就是太淵穴。按壓太淵穴，可以改善氣血不足，並對流行性感冒、咳嗽、氣喘等有助益。

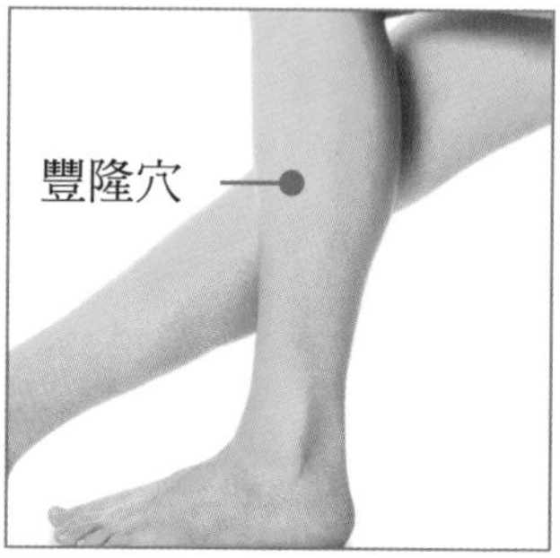

豐隆穴

此穴位不太好找，在小腿前外側，外踝尖上八寸，脛骨外側兩橫指。當有痰吐不出來的時候，豐隆穴會變得比平時敏感許多，非常容易找到。豐隆穴是中醫針灸最好的化痰穴，能夠化痰濕、寧神，主治痰多、咳嗽。當喉嚨感覺有痰咳不出時，揉按此穴至發熱，就會覺得喉嚨清爽許多。

▼感冒

中醫認為人屬於大自然的一部分，身體的陰陽氣血會隨著氣候變化而受影響。自然界有「六氣」，分別是風、寒、暑、濕、燥、火正常運行變化，但若六氣異常或過猶不及，超出人體的調適能力，侵犯人體發生疾病，就會變成「六邪」。從中醫的觀點來看，感冒被稱為傷寒（跟西醫所指的傷寒不一樣），主要是風、寒、暑、濕、燥、火等六種外邪的其中一種入侵人體，使內臟失調而引起的疾病。不同邪氣造成的症狀各異，治療方式也不一樣，醫聖張仲景所著的《傷寒論》就是治療感冒的專書。

一般來說，春季多風病、夏季多暑病、長夏多濕病、秋季多燥病、冬季多寒病，六邪會單獨侵襲人體，但也會有兩種或三種的外邪合併導致人體生病。其中，「風邪」有百病之始的稱號，風指的是無孔不入的空氣自然流動，人體一旦傷風，容易讓寒或暑等其他邪氣乘虛而入。尤其是換季時有氣候溫差或冷暖失調，外露的皮膚是風邪入侵的管道，要適時添加衣物，才能避免風邪由身體皮表入侵。

長夏季節感冒，大約在每年七月到八月，大熱天感冒聽起來很不可思議，似乎是身體非常虛弱、或經常感冒的人才會罹患。其實在臨床上，夏天感冒的人比比皆是，而且通常發生在平時身強體健的年輕人身上，原因就在於長夏季節常見的濕邪很少單獨出現，通常會與其他外邪相結合，如「濕邪」與「風邪」相伴就形成了「風濕」，侵犯到人體的骨骼關節，就造成關節疼痛、腫脹不適、屈伸不利等症狀；「濕邪」與「暑邪」相結合，便形成了「暑濕」，暑濕好發於夏季炎熱之時與夏秋交替時節，通常在本身正氣低下，又貪食生冷冰飲，損傷脾陽的情況下，便容易感受暑濕而發病。

中醫對於感冒的分類比較細，主要是感冒通常與當時的節氣配合，受到當季的邪氣侵襲，抵抗力比較差的就容易發生不適症狀。外在氣溫對於人體氣血運行影響也很大，若是春夏，由於氣候較為炎熱，因此被稱為「風熱感冒」；夏秋之際的梅雨季節，則屬於「風暑濕感冒」；秋高氣爽偏乾燥，因此為「風燥感冒」；秋冬之際天氣較寒冷，容易得「風寒感冒」。其中比較常見的感冒就是風熱與風寒兩種，前者即是熱感冒，後者簡稱寒感冒。

夏季感冒主要的原因來自於吹冷氣，如從炎熱的室外進入開冷氣的室內，又或者是熱得滿頭大汗，回家後立刻沖冷水澡或是喝冰水，讓身體無法適應忽冷忽熱的環境，進而導致感冒。夏季常見的感冒可再細分為兩種，第一種是風熱感冒，其症狀為身體熱、排汗不順、頭痛、喉嚨痛、燥熱口乾、鼻塞和咳嗽、痰黏或黃。另一種為風濕感冒，除了熱之外，加上濕氣影響，造成身體發熱、汗少、口渴、頭昏、四肢痠痛、心煩、咳嗽、痰黏。

夏季感冒的要因在於濕氣，因此預防的重點在於清熱與祛濕，從體表驅逐邪氣。中醫強調「**正氣在內，外邪不侵**」，用白話文解釋就是人體透過調整體內臟腑平衡、維持人體的正氣及抵抗力，就能改善並預防疾病。

▼保健食療：蔥白老薑茶

材料：蔥白含蔥鬚四段、老薑帶皮四片、清水兩百毫升。

作法：水滾後放入蔥白及老薑片，熬煮十分鐘後去渣即可飲用。

功效：蔥白老薑茶可以幫助去寒，適合用於緩解風寒型感冒症狀。

▼三大保健穴位：提升免疫力，預防感冒

按壓的穴道包括風池穴、合谷穴以及神闕穴等。每次可按壓五秒、每回二十次，每天數回，平時按壓可預防感冒，若已有不舒服則可以加強按摩力度以緩解症狀。

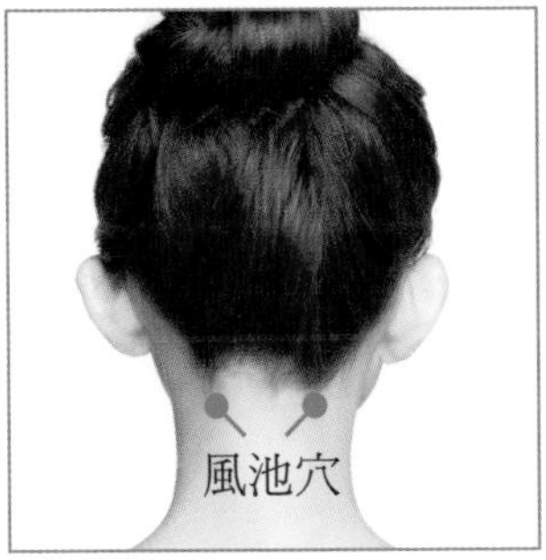

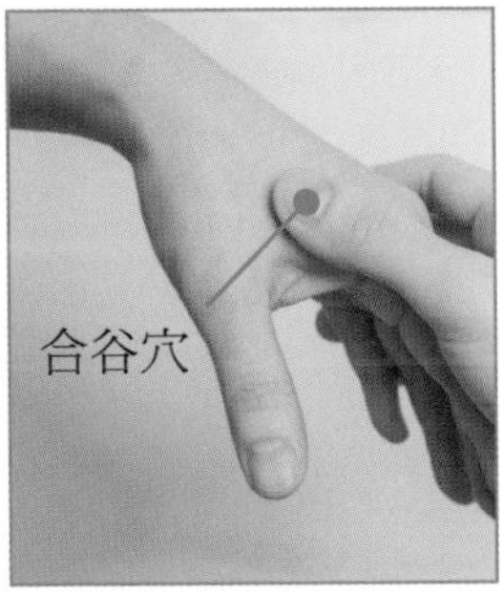

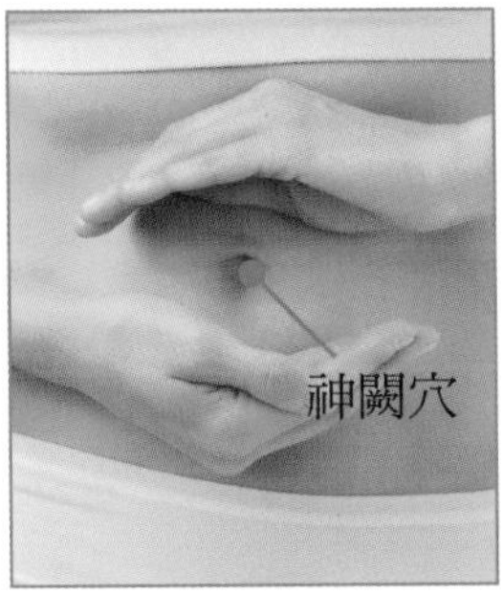

風池穴

為風之池，是治療風病的特效穴，位於頸後區，枕骨下髮際凹陷處。風池代表風邪易由此穴位進入腦，按壓方向須往對側的眼睛方向按壓。例如按壓左風池穴時，要往右眼的方向，用指腹稍用力按壓刺激，可紓解頭部沉重感、暈眩感，也能減輕鼻塞、眼睛脹痛，特別適合緩解感冒症狀。

合谷穴

在拇指和食指虎口處，是手部痛感強烈的穴位。按壓時，可以把拇指和食指合併，虎口處會出現隆起肌肉，在後方凹陷如山谷處，就是合谷穴。一般建議按壓食指根部靠近大拇指的凹陷處，感覺痠痠脹脹的地方。常刺激手部的合谷穴，可以預防感冒。

神闕穴

肚臍正中凹陷處，為人體任脈上的要穴，是身體陰氣聚集之地，也是一個看得見又容易尋找的穴位。中醫認為肚臍為五臟六腑之本、元氣歸臟之根。建議平時多溫養神闕穴，減少穿露肚臍的衣服，以保護陰氣；經常熱敷神闕穴，或以艾條灸之，還能提升免疫力。

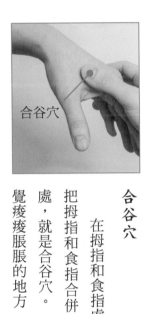

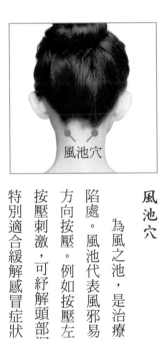

Tip 快速排濕！

經絡	症狀	排濕食療	排濕穴位	頁碼
肺經	咳嗽多痰	**沙參玉竹百合湯** 材料：沙參三十克，玉竹三十克、百合三十克	鼻通穴 太淵穴 豐隆穴	p.115
	感冒	**蔥白老薑茶** 材料：蔥白含蔥鬚四段、老薑帶皮四片、清水兩百毫升	風池穴 合谷穴 神闕穴	p.118

參

順應節氣排濕，全年健康竅寵

傳承老祖宗的智慧，對應二十四節氣學養生

二十四節氣是指二十四個時節和氣候，是中國古代訂立的一種曆法，用來指導農民的農事，與春耕、夏耘、秋收、冬藏等農事息息相關，同時亦是生活起居不可或缺的準則；節氣是依據地球繞太陽一周為基準，規劃出二十四個節氣，反映了太陽的周期性運動，也反映地球與太陽之間日照角度與時間的影響。二〇一六年時，聯合國教科文組織將「二十四節氣——中國人通過觀察太陽周年運動而形成的時間知識體系及其實踐」，列入人類非物質文化遺產代表作名錄。

人的體質，包括先天從父母遺傳所得到的，以及後天養成的體質，同時在發育過程中，會受到外界環境影響，因而形成不同的身體特色。在後天因素中，包括四季寒熱溫涼變化，以及居家環境、飲食食物等，時時刻刻影響著人的體質，所以隨著二十四節氣反應的季節更替，人體也順應著表現出不同的生理狀態！

體質可以再細分為三個類別，分別為體態、體能和氣質。簡單來說，體態就是透過外表的高矮胖瘦等特色來區分出不同體質。體能指的是身體的能量狀態，也就是中醫常說的氣、血、陰、陽、津液。當津液不足時，身體會偏熱，呈現熱性體質；當陽氣不足時，身體會偏冷，呈現寒性體質。氣質指的是每個人的心理狀態或人格特質等。中醫判斷體質通常合併這三個

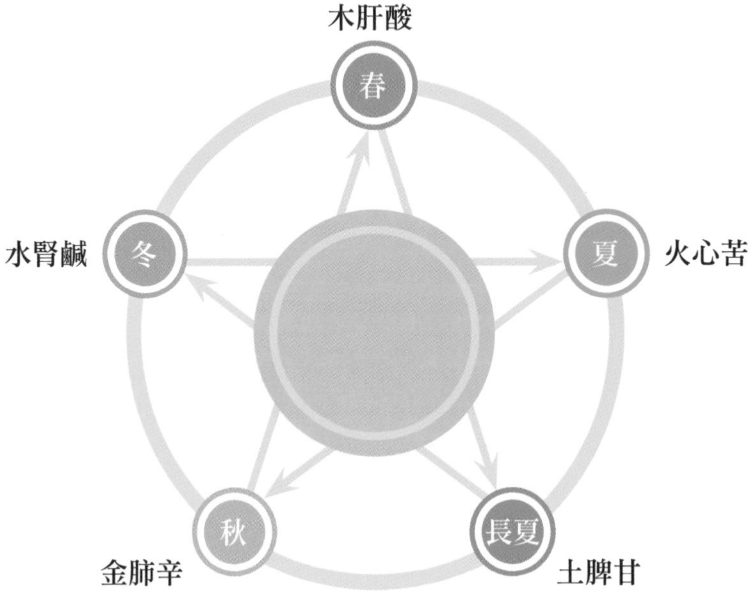

面向，綜合判斷一個人的基本體質，因而有「肥人多濕，瘦人多火」的說法。

如果根據前面章節的描述，發現自己有偏濕的體質，或感覺自己身上有濕氣、想預防濕氣上身，請跟著我們一步一步順著大自然的規律，順著二十四節氣的腳步，進行各個季節常見的茶飲、湯品、粥療及經絡保養，讓身體恢復原本該有的狀態，去濕清熱、健脾補腎、養氣補血、纖體瘦身、益壽延年！

排身體的濕——四季養生食療&經絡調理

春季排濕養生法

▼立春

春季有立春、雨水、驚蟄、春分、清明、穀雨六個節氣。根據中醫理論，春季是萬物生發的季節，而立春是萬物萌芽生長之始，冬天在此將結束，春天就此開始——萬物甦醒，大地回春。立春為春節開始的第一個節氣，但此時並未帶來暖和的春天，這時才是真正有寒意，伴隨一波波寒流來襲，陰雨綿綿，冷颼颼的天氣。因此，「春寒料峭」是立春的代名詞。

體質偏寒的人，特別要在立春時節預防濕寒之邪。寒濕之邪最怕冷，最怕早晚溫差大，通常會有舌色淡紅、舌苔白膩，手腳冰冷、怕冷、容易水腫、白帶多而稀、排便稀爛或水水的，同時感覺「春眠不覺曉」，即使已經睡得很飽，隔天早上還是爬不起來，感覺身體非常沉重，同時面部容易浮腫。此時也是罹患感冒的高峰期，各種病毒細菌非常活躍，稍有不慎，自身的免疫力受到影響，就很容易讓外界的寒濕之邪入侵體內。

改善立春寒濕之邪最重要的步驟，是要做好保暖措施，避免長期處在潮濕的環境中，衣著以寬鬆舒適為主；飲食上要避免吃生冷的食物，如空心菜、莧菜、西瓜等，同時多吃溫熱的食物，如生薑、胡椒、茴香、青椒、洋蔥等；每天保持充足的睡眠，盡量不要熬夜。寒濕之氣也可以透過適當的運動來改善，例如瑜珈、太極等伸展筋骨和身體的運動，加上每天早上來一杯生薑紅棗茶，也非常有幫助！

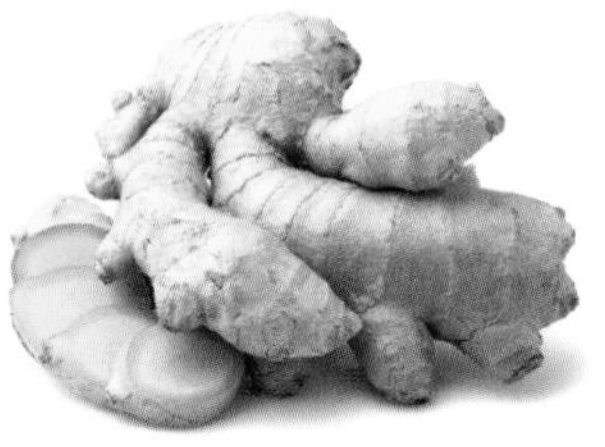
生薑

▼雨水

隨著雨水節氣的到來，寒風刺骨的天氣漸漸消失，取而代之的是春風拂面，冰雪融化，濕潤溫暖的氣候。在立春過後，萬物生長的季節，正需要雨水的滋潤，此時經常是陰雨綿綿的天氣，而人體表皮的細胞經過一整個冬天的收縮與冬眠，春暖花開時正準備伸展，毛孔正由封閉狀態轉為張開狀態。此時逢雨水時節，春寒料峭，濕氣襲人，風冷易傷膜理，常常在不知不覺中感受濕邪致病，尤其雨水時節是全年寒潮出現最多的時期，呼吸系統的疾病如咳嗽、感冒等經常發生；而人體皮膚在雨水長期滋潤下，也經常出現身體黏膩感、關節痠痛、食慾不振、皮膚起疹等濕重的症狀。

在中醫五行相生相剋傳變理論中認為，春天對應到肝、肝屬木、喜條達、主疏泄；脾屬土、性敦厚、可生化萬物、消化水穀、運送精微物質，春雨綿綿，濕邪最易困擾脾臟。中醫理論的「脾」對應的是現代醫學的「胰臟」，與人體免疫系統及各種過敏體質的形成息息相關。因此，體質偏濕的人，在春季雨水時節，應該特別著重脾臟養生，才能改善濕邪的困擾。

皮膚容易過敏的族群，多半屬於濕熱體質，濕熱體質的特色，包括舌偏紅、舌苔黃膩、臉部眾多暗瘡粉刺及挫瘡，體味較重，白帶量多顏色偏黃，排便偏黏偏軟偏臭，同時還容易感覺腹部經常鼓鼓脹脹的。上述的體質很適合在早上喝杯「紫蘇茶」，紫蘇具有寬胸利膈、促進腸胃蠕動的效果，有時也可以煮個「紫蘇粥」，幫助脾胃排濕。

▼驚蟄

驚蟄，是初春過後，天氣轉暖，桃花綻放的季節，這個時候春雷乍動，震醒許多在地底下冬眠的動物們，同時枝頭黃鶯鳴叫、燕雀成群，一副春日融融的樣貌。偏偏體質偏虛的人，無法感受春光明媚的活力，只會覺得容易疲勞、嗜睡、頭暈腦脹，精神不集中。

「春困」，是驚蟄時節最常發生的症狀，也特別好發於體質偏虛的人。一方面是因為本身體質偏虛的人，難免會在冬季進補，利用熱性的食物，補養身體的陽氣，一旦進補過度，導致肝胃火旺，對應春季主肝的節氣，很容易變肝火上炎，出現疲勞及無精打采的症狀。另一方面是天氣變暖時，皮膚毛細孔也會慢慢舒張，末梢皮膚血流增加的結果，會讓供應大腦的血流及含氧量相對減少，同時出現昏昏欲睡、注意力不集中的現象。

體質偏虛的原因，除了本身先天因素之外，大多是因為心理、情緒、飲食、行為等因素影響。中醫認為，五勞七傷體則虛，意思是說，五種勞動的行為過度和七種外在的傷害，都會影響體內的臟腑，包括久視傷血、久臥傷氣、久坐傷肉、久立傷骨、久行傷筋，大飽傷脾、大怒氣逆傷肝、強力舉重、久坐濕地傷腎、形寒飲冷傷肺、形勞意損傷神、風雨寒暑傷形、恐懼不節傷志。

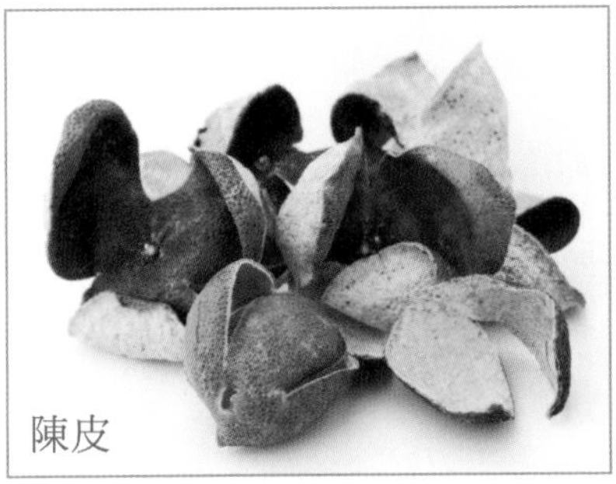
陳皮

體質虛弱的人特別怕風，而春天的邪氣主風，體虛的人一吹風身體就不舒服，吃點比較涼的食物就腹瀉，對於疾病的抵抗力也較弱，身體排濕的能力更不佳。體質偏虛的人，在驚蟄時節可以透過喝「陳皮茶」來排濕養身。茶味甘苦，可以提神；陳皮性溫、味辛苦，入脾、胃、肺經，能健脾理氣、去濕化痰，可以幫助體質偏虛的人排出身體的濕氣。

春分

春分，是一個陰陽平衡、晝夜等長、溫度適宜的節氣，大地的陽氣漸漸恢復，人體的陽氣也由裡到外，慢慢地甦醒。此時在台灣，春分時天氣會返潮，窗框、牆壁或玻璃上，都會蒙上一層薄薄的小水珠、地面總是微濕、衣服永遠摸起來都感覺不乾爽，這就是春分特有的返潮、濕氣重現象。

也是因為濕氣重、露水多，春天才能迎來百花爭鳴，姹紫嫣紅，但相對於體質不佳的人，則容易會有濕氣入侵的症狀，最明顯的就是腰痠背痛、身上黏膩不舒服、皮膚出疹子，甚至經常腸胃發炎。

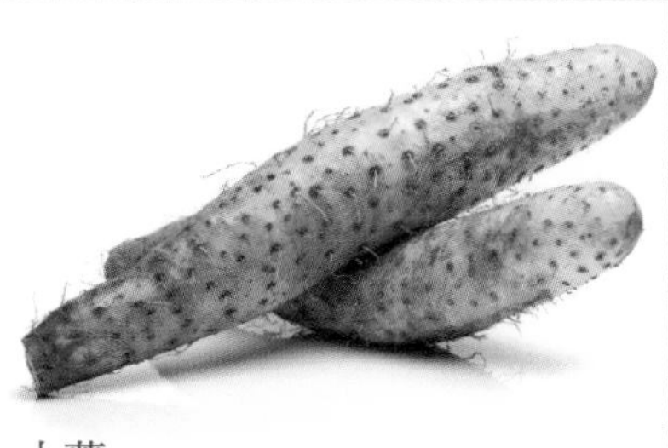
山藥

濕氣入侵人體，依照輕重，表現也不同。中醫認為，濕氣在表皮，會有皮膚搔癢、濕疹、頭皮油膩、長痘痘等症狀；濕氣在肌肉，會有四肢痠軟、疲累乏睏的症狀；濕氣在骨骼，則會有骨頭不舒，風濕的症狀。

因為脾主運化，脾胃出問題時，身體就不能有效地排除濕氣，當水分分布不正常的地方，就會產生濕氣的症狀。因此，去除身體的濕氣，也是建議從日常生活的飲食調整，多吃一些去濕氣的食物，例如紅豆，可以促進腸胃蠕動，高鉀離子的紅豆水還可以幫助排水；地瓜富含豐富的纖維質，可以調整脾胃功能，幫助消化，並提供脾胃蠕動所需的熱量；山藥可以整頓消化系統，富含山藥皂苷，可以提升身體的免疫力，同時減少皮下脂肪的沉積，有效排除身體的痰濕負擔。

清明

清明時節，天清地明，天氣晴朗，草木繁盛，此時大地漸暖，清氣漸開。清明即上清下明之意，體質偏寒的人，養生重點在於順應自然節氣，飲食起居皆順應自然，則天地對應的人體三焦功能自然可以發揮作用，上焦對應心肺，如天；中焦對應脾胃，如地；下焦對應肝腎，如江河。體質偏虛的人如果能順應清明節氣，自然可以代謝體內的濕氣；而隨著氣溫不斷升高，體質偏熱的人，在清明時節容易因環境潮濕，加上多吃升發之物，引起肝經濕熱，導致骨盆腔發炎、泌尿系統發炎、白帶增加等。

清明時節常有外出掃墓、踏青的機會，對於平常就缺乏運動的人而言，突然登高及健行，容易使身體過於疲勞。加上清明前後往往是春酒聚餐的高峰期，中醫認為，「酒」為濕熱之物，長期飲酒的習慣，容易養成肝經濕熱的體質，會有容易疲倦、口乾口苦、胸悶心悸、噁心腹脹，甚至脅肋疼痛等症狀；嚴重時，甚至會出現小便顏色變深、眼睛皮膚發生黃疸等症狀。

肝為將軍之官，肝經的作用在於運籌帷幄，統帥身體整個軍隊，發揮全力抵抗外敵。而肝藏血，唯有肝經氣血充足，疏泄功能正常，身體才能發揮真正的功能，使全身的經絡通暢。清明時節可以試試肝經按摩，每天晚上睡前，從腳的拇指開始，沿者腳背、小腿內側、一直到大腿根部，以輕柔的手法撫摸拍敲，兩側輪流十分鐘，可以幫助排除身體的濕氣，也可以改善全身疲勞的症狀。

▼穀雨

穀雨時節是春季的尾聲，此時天氣溫暖，雨水增多，田中插秧及播種等農事，都需要雨水的滋潤，「雨生百穀」也是此節氣的由來。水為陰邪，易傷陽氣，體質偏寒的人在此時特別容易感受到濕邪的不適，容易出現筋脈拘攣、氣血凝滯及疼痛等症狀，而空氣中濕度的增加，也容易誘發三叉神經痛，在臉部特定部位容易有陣發性、短暫性、閃電樣的抽痛，如果沒有注意保暖，很容易反覆發作。

體質偏熱的人，在穀雨時節容易因為肝陽旺盛，稍有情緒不穩，則暴怒傷肝，導致肝氣鬱結，引發胸脅疼痛。肝氣鬱結，除了容易感受胸悶心悸、腋下不舒，受到外界環境濕邪的影響，也容易產生疲倦乏力、食慾減退、噁心嘔吐等症狀。此時可以按摩胸口的「膻中穴」，配合呼吸吐納，邊按邊吐氣，可以平緩心悸，同時幫助疏肝解鬱。

台灣特有的茶葉，也是清熱除濕的好茶。春茶採收的時間在穀雨前後，茶味甘苦、性涼，入肝心脾肺腎五臟，苦可瀉下緩燥；甘可補益和緩；涼可清熱退火，還可解毒，生津止渴，清暑解熱，幫助身體提升免疫力、抗衰老，延年益壽。特別提醒的是，茶葉具有提神的效果，所以建議喝淡茶，不要喝濃茶，同時腸胃不佳的體質也建議避免空腹喝茶。

日常的祛濕法：
春季適合的瘦身飲食良方

- 春季排濕飲品：菊花枸杞茶
- 春季排濕湯品：無花果扁豆湯
- 春季排濕粥品：麻油黃耆雞腿粥

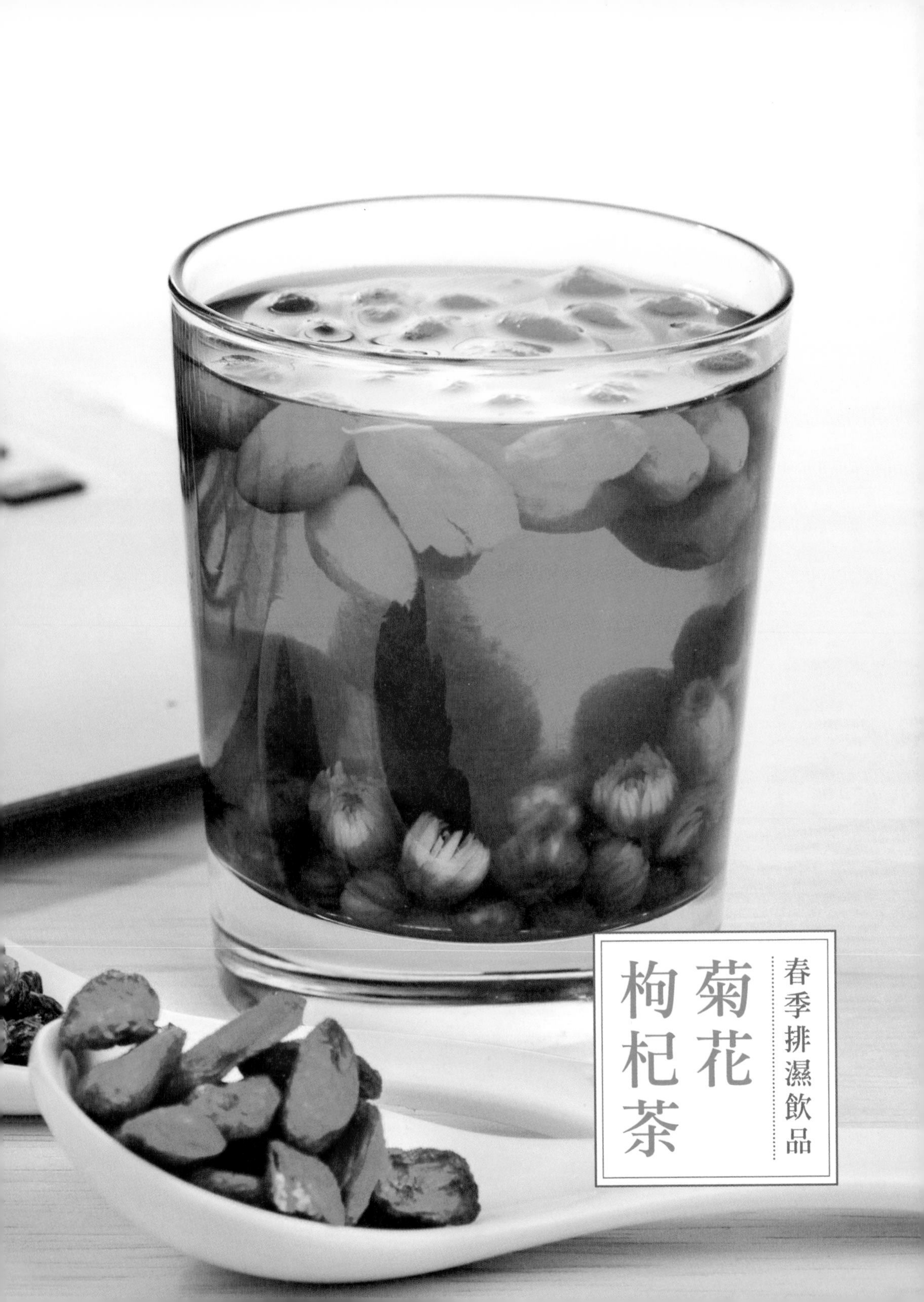

春季排濕飲品

菊花枸杞茶

材料

菊花（dried chrysanthemum）	40g
枸杞（goji berry）	40g
紅棗（red dates）	25g
甘草（liquorice）	10g
蜂蜜〔後下〕（honey [added at the end]）	適量（Suitable quantity）
水（water）	1000cc

作法

1 全部材料略為沖洗。

Rinse all the ingredients. Set aside.

2 煮沸清水，放入所有材料，以大火煮 10 分鐘，再以小火煮 10 分鐘，加適量蜂蜜調味，溫服。

Bring the water to boil and add all the ingredients. Boil over high heat for 10 minutes. Turn to low heat for 10 minutes. Season with honey. Serve it warm.

保健作用

菊花可以疏散風熱、清肝明目，枸杞可以滋補肝腎、益精明目，蜂蜜具有滋補脾胃的效果。春天對應的臟腑為肝，肝開竅於目，腎也注精於目，在春季服用菊花枸杞茶可以緩解長期使用3C產品導致的眼睛乾澀症狀，也可以緩解眼睛紅腫不適，菊花富含的維生素A還可以緩解眼睛的疲勞感，並幫助提神，提高工作效率。

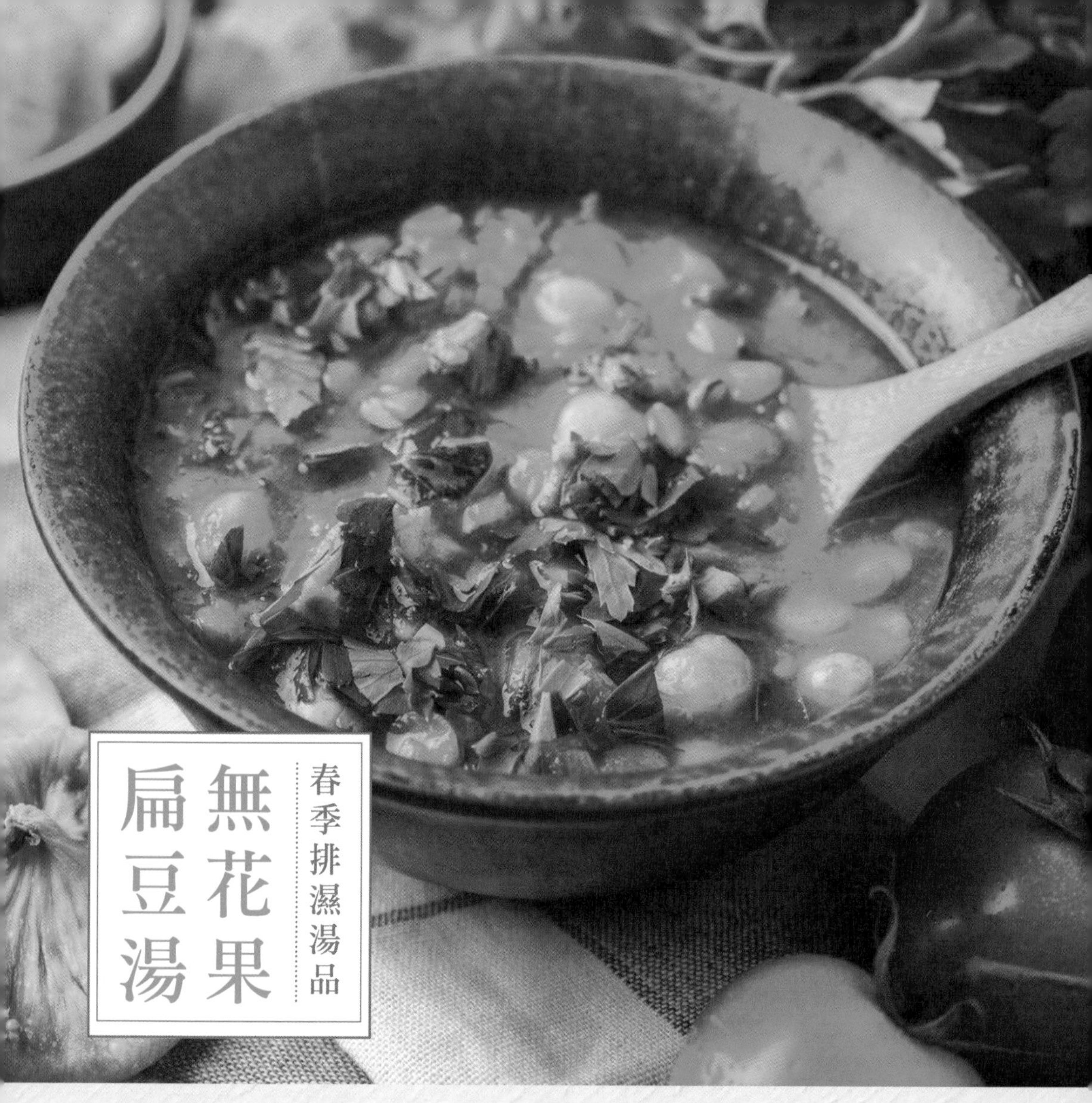

保健作用

扁豆性味甘平，入脾胃經，是補脾而不膩、除濕而不燥的健脾良藥，能夠調整腸胃功能，幫助去除體內濕氣，對於春季常見的腹瀉、嘔吐、疲倦乏力，具有滋補的效果。無花果性平味甘，入肺、脾、大腸經，可以健胃整腸、消腫解毒，同時也是高鉀的食物，可以幫助排除體內多餘的水分，有助於消化、降血脂、潤腸通便，還能提升人體的免疫力！

材料

扁豆（hyacinth beans）	100g
無花果（dried figs）	75g
番茄（tomato）	1 顆
洋蔥（onion）	1 顆
月桂葉（bay leaf）	1 片
蔥（scallions）	2 根
薑（ginger）	適量（Suitable quantity）
油（olive oil）	適量（Suitable quantity）
鹽〔後下〕（salt to taste [added at the end]）	適量（Suitable quantity）
水（water）	1000cc

作法

1 番茄去皮、洗淨、切丁，洋蔥切丁，蔥切段，扁豆及無花果稍微沖洗。
Peel, rinse and dice the tomato. Onion finely diced. Julienning the scallions. Rinse the hyacinth beans and dried figs. Set aside.

2 以橄欖油爆香蔥、薑，放入洋蔥、番茄，以小火炒 5 ～ 7 分鐘變軟。
Sauté the scallions and ginger with olive oil, then add the onion and tomato. Stir and cook the vegetables for 5-7 minutes over low heat until softened.

3 轉中火後倒入水和月桂葉，煮 30 分鐘。
In the same wok, over the medium heat, pouring in the water and adding bay leaves. Cook for 30 minutes.

4 放入扁豆及無花果，蓋上鍋蓋，再以小火煮30 分鐘，加入塩即可食用。
Add the hyacinth beans and the dried figs, cover and simmer for 30 minutes. Add the salt to taste at the end. Serve.

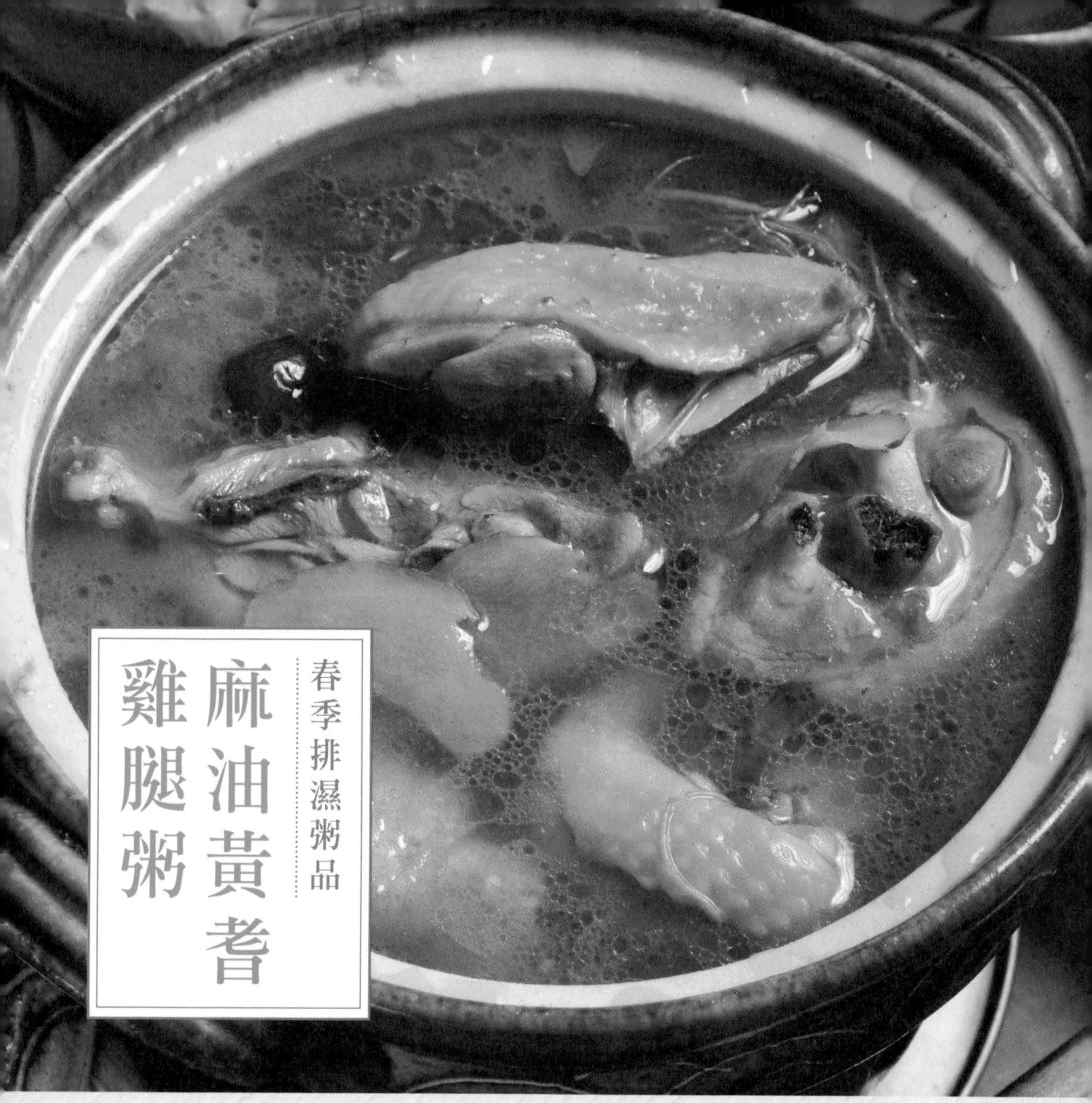

春季排濕粥品

麻油黃耆雞腿粥

保健作用

黃耆為中藥百藥之長，能升補陽氣、利水消腫，對於氣虛體質能補中益氣，提升免疫力，能固本培元、和胃化濕，常用於氣虛容易疲倦、經常腹瀉、容易傷風、感冒的體質。紅棗為中藥的維他命，有養肝護肝、增強體力的作用。麻油雞是暖心暖胃的平民藥膳，一家大小都喜歡，營養好吃之外，同時有滋補強壯的效果。

材料

黃耆（Huang Qi）	10g
去核紅棗（red dates [pitted]）	5 顆
雞腿（chicken thigh）	1 隻
白米（rice）	1 杯
薑片（ginger）	2 片（slices）
麻油（sesame oil）	適量（Suitable quantity）
鹽〔後下〕（salt to taste [added at the end]）	適量（Suitable quantity）
水（water）	1000cc

作法

1 黃耆以溫水浸透、白米洗淨。

Soak the Huang Qi (Astragalus root) in warm water until softened. Rinse the rice.

2 雞腿先川燙，去除雜質後撈起、用水洗淨、切塊備用。

Rinse the chicken thigh and blanch in the boiling water. Cut the chicken into small chunks. Set aside.

3 熱鍋下少許麻油，爆香薑片。

In a wok, heat some sesame oil, and sauté the slices of ginger.

4 煮沸清水，放入以上所有材料，大火滾20分鐘，再以小火熬20分鐘，加入鹽即可。

Boil the water in a pot. Put all the ingredients in (except the salt). Bring to boil over high heat for 20 minutes and then reduce to low heat. Simmer for 20 minutes. Season with salt at the end. Serve.

春季養生經絡招

右手食指及中指併攏，依序敲打以下九個穴位，透過九個穴位的連續經絡按摩，可以舒緩情緒，提升自體免疫力，幫助在春季達到排毒及排濕的功能。

後溪穴（小腸經）——百會穴——攢竹穴（膀胱經）——太陽穴（膽經）——四白穴（胃經）——人中穴（督脈）——承漿穴（任脈）——缺盆穴（胃經）——淵液穴（膽經）

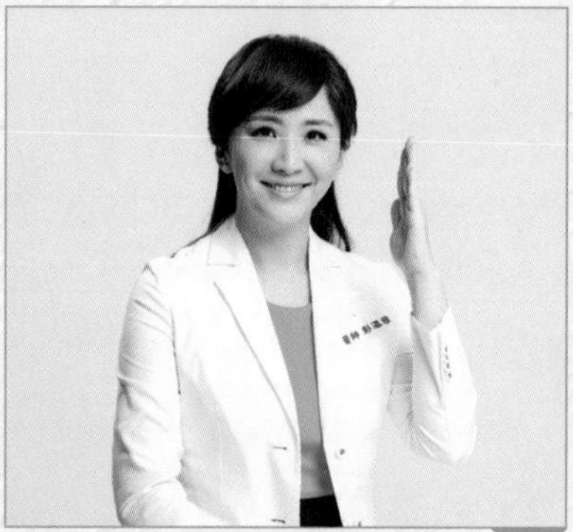

0 春季預備動作

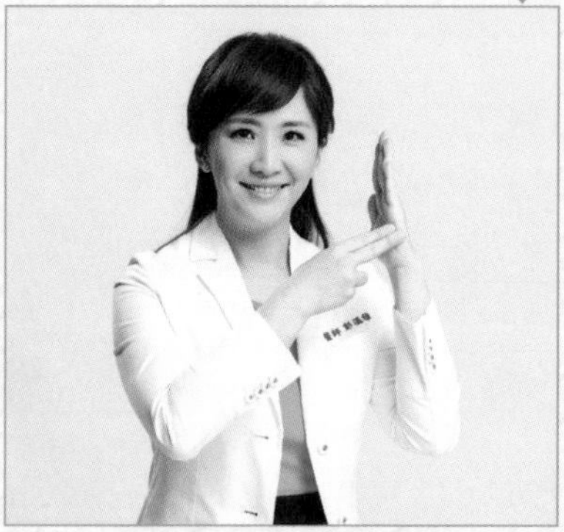

1 後溪穴（小腸經）

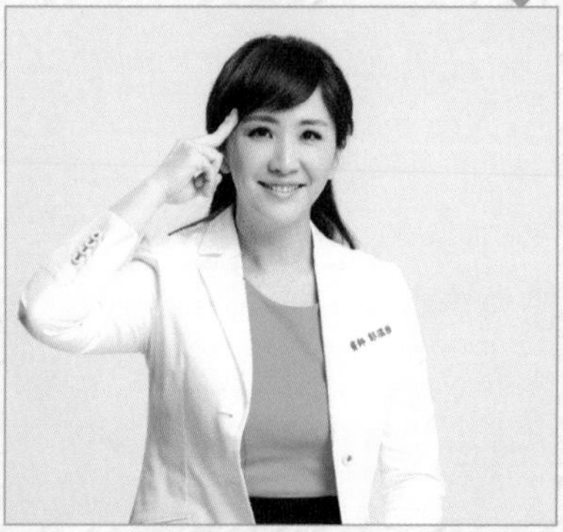

2 百會穴

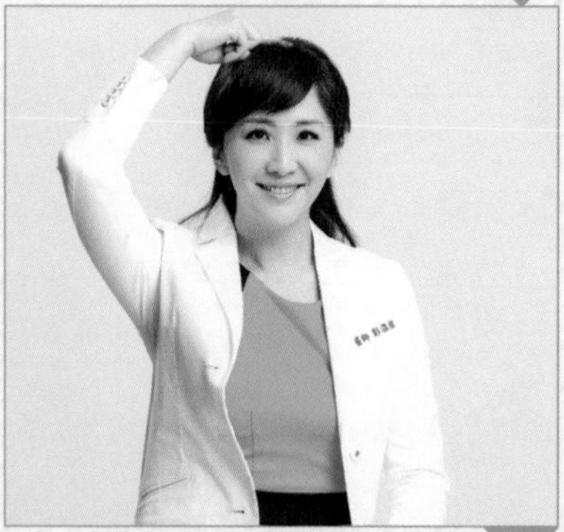

3 攢竹穴（膀胱經）

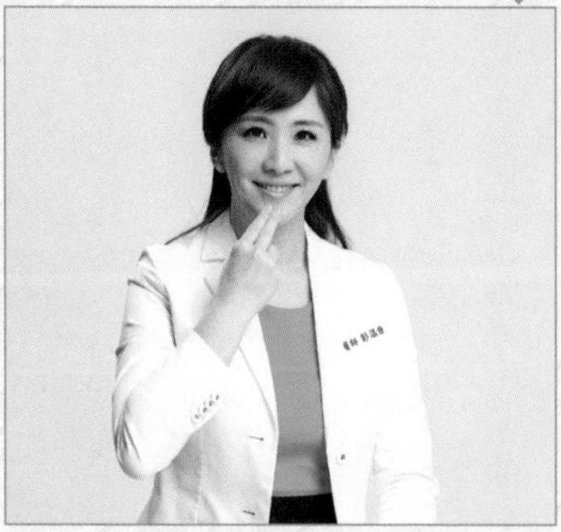

7 承漿穴（任脈）

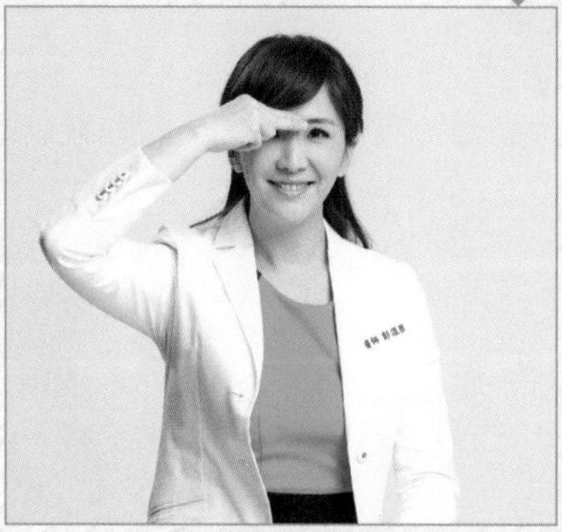

4 太陽穴（膽經）

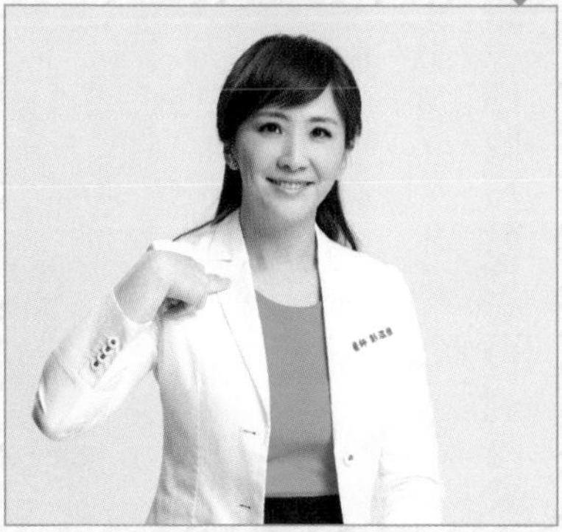

8 缺盆穴（胃經）

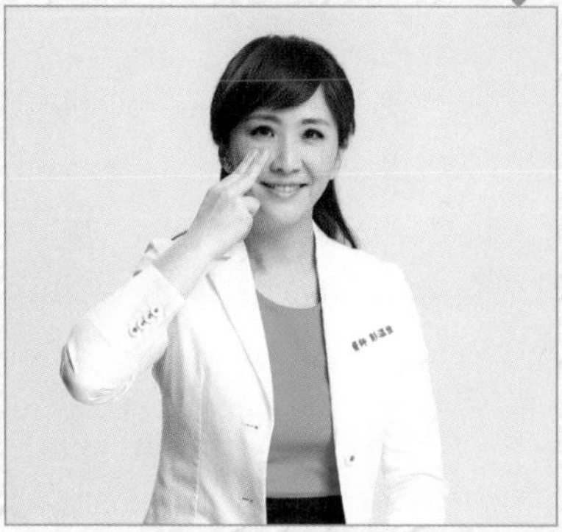

5 四白穴（胃經）

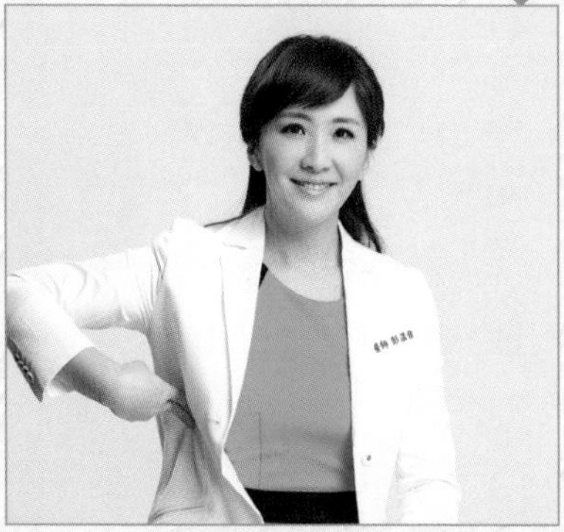

9 淵液穴（膽經）

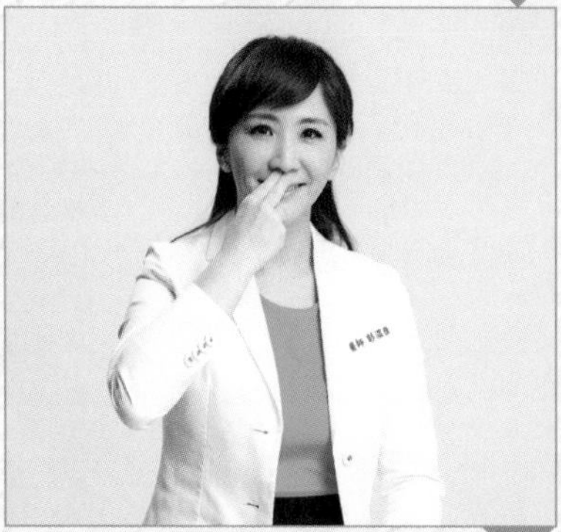

6 人中穴（督脈）

夏季排濕養生法

▼立夏

立夏代表已經告別春天，夏天緊接著來到，此時對應人體的心臟機能處於旺盛時期，為了適應這個節氣的特點，養生方面要特別注意心臟方面的養護。夏季屬火，其對應的臟器為心臟，所謂心為火臟，心主血脈、主神志，夏季因為氣血循環旺盛，身體基礎代謝率也高，人體的精氣神更是處於顛峰的狀態，如果能讓全身的氣血循環保持通暢，血液運載的營養物質便能供應全身，使五臟六腑、四肢百骸均能得到滋養，並維持正常的生理功能。

立夏時期正處於梅雨季節，夏季午後又經常有雷陣雨，在高溫多濕的台灣地區，體質不佳的人，就像處在高溫的蒸籠一樣，又悶熱、又不舒服。中醫認為，暑熱傷陰，在炎熱的環境下，身體的汗液及津液容易流失，導致脫水，元氣也容易大傷。

如果因為炎熱貪涼，吃多了冰冷的食物，反而容易出現腸胃型的感冒，讓濕氣滯留在體內；加上現代空調十分流行，夏季進出冷氣房的行為，容易使身體感受到溫差，造成感冒。因此，除了要適時補充水分，也要維持心臟的活力，讓身體的氣血循環維持順暢，才不會誘發心臟方面的疾病。

立夏也是李子盛產的季節。李子性味甘平帶酸，具有清肝熱、生津液、利小便的作用，果肉富含維他命C，李子皮含有豐富的多酚抗氧化物，可以消除體內的自由基，防癌抗老。但李子所含的果酸，容易引起腸胃潰瘍及發炎，建議腸胃不適者要慎用，引免造成負擔。

▼小滿

過了立夏，夏季的第二個節氣「小滿」也就到來了。在這種高溫高濕的環境中，人體無法透過水分蒸發來保持身體的平衡，中醫在預防未病的養生中，非常強調「天人相應」的整體觀念，同時認為「正氣存內，邪不可干」。人體這個有機的整體，與外界環境變化息息相關，人體必須配合自然規律，順應自然界的變化，保持體內外環境的相互協調，才能達到預防疾病、養生保健的目的。因此，傳統醫學把對人體健康有負面影響的高濕度稱為濕邪，當人體遇到濕邪侵犯，就容易形成濕重困脾或濕重傷中等等一系列精神不振、全身乏力、腹瀉等症狀。小滿節氣，也是果實剛剛充盈，但未完全成熟的時刻，所以稱為小滿。小滿節氣的特色為雨量相當充沛，也是一年之「濕」開始之時。

雖然整個夏天均為高溫多濕，但真正的「濕」由「小滿」節氣開始，體質偏熱的人，體內原本就多了內熱，濕熱互結的結果，會使身體出現一連串食慾不振、口苦胸悶、頭重如裹，甚至腹瀉腹痛、皮膚發癢等症狀。小滿時節的濕氣重，可以來一杯「肉桂咖啡」，幫助身體排除濕氣，同時溫暖腸胃。肉桂是樟科常綠喬木肉桂的樹皮乾燥製成，肉桂是世界上非常古老的植物，在中國、越南及印度都有栽種。中醫認為，越南的清化桂品質最佳，而台灣土產的土肉桂及錫蘭肉桂也是優良的品種。肉桂具有多種揮發油，可以減緩腸胃道的刺激，幫助增強消化吸收的功能，同時也能避免腸胃脹氣。

▼芒種

到了「芒種」時節，也就進入俗稱的梅雨季節，此時通常是雨期較長的陰雨天氣，正值梅子黃熟，故又稱梅雨。梅雨時節，天氣潮濕，濕氣很容易乘虛而入。中醫認為，濕為陰邪，會傷人體陽氣，因濕性重濁粘滯，容易阻遏氣機，濕病多纏綿難癒，這也是濕邪的病理特徵。在濕多熱多的節氣，原本人體內熱就重，如再加上排尿量少，就像一個浴缸只能裝水，而不排水，水勢必會滿出來。中醫認為人的身體正是如此，在以濕為主的節氣，如果沒有適時地將濕氣排出，就像只進不出的濕氣累積在身體裡，而導致「濕熱困中」的結果，形成四肢沉重、食慾不振、心煩口苦、眼黃身黃、頻繁腹瀉、大便腥臭等症狀。因此，除了避免久居潮濕環境外，也要合理安排作息時間，同時加強適度的運動，才能增強體質，促進血液流通，幫助排汗，促進體內新陳代謝，以及幫助水濕的排放和脾胃的運化。

「芒種逢雷美亦然，端陽有雨是豐年」，意思則是，芒種的雨水，是豐收的預兆。中醫認為人體是由陰陽二氣構成的，二氣平衡，人體就會處於最佳狀態。如果陽過了就是內熱了。

熱又可分為實熱和虛熱兩種，兩者如何區分呢？以燒開水為例，壺裡裝著水，爐上點著火，正常狀態下水與火是平衡的，冒出的煙是不大不小的。如果爐火不變，但壺內的水變少了，這時候雖然看起來煙還是一樣不多不少，但此時卻是陰虛所導致的虛熱體質；如果壺水不變但爐火加大，此時就是實熱體質。正如《黃帝內經．素問》所言：「**陰虛則內熱。**」對於虛熱患者來說，最重要的是把水給補回來，維持體內的陰陽平衡。在這個節氣天氣潮濕，也是體質虛弱的人，感覺最不舒服的季節。體質虛弱的人一般都有午後潮熱、心煩失眠等等陰虛火旺的症狀，所以在濕熱的節氣，虛火與外界的濕熱相互加乘，導致體內虛火相對更旺，更容易出現口乾口渴、失眠煩躁、便祕等水不制火的表現。體質虛弱的人，務必把握「冬病夏治」的養生原則，從夏天就開始保養陽氣、避免外界濕邪干擾，也為秋天的排濕做好準備！

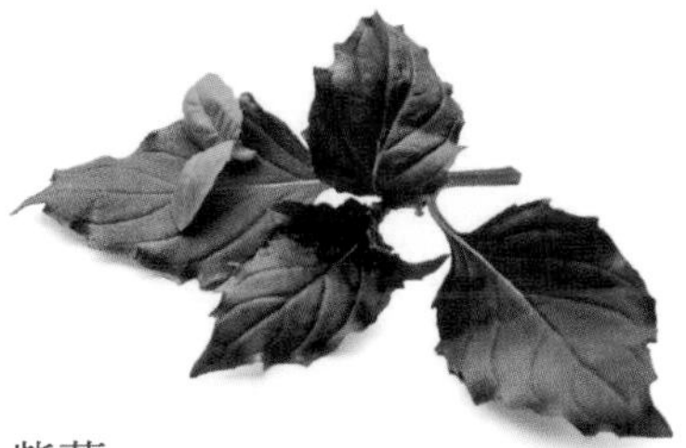
紫蘇

芒種節氣建議可以用點紫蘇茶，幫助加強脾胃運化水濕的能力。芒種時節，常會遇到三大節日之一的端午節，此時傳統習俗會在門口插上菖蒲，用以避邪，而菖蒲在中藥醫書記載中，具有芳香化濁、去除濕邪的效果。對應到人體，服用紫蘇茶一樣可以達到去除外邪，幫助身體排濕的效果。紫蘇所含的礦物質，如鐵及鉀也非常豐富：高鉀的紫蘇能幫助排出體內多餘水分；高鐵的紫蘇能幫助消除疲勞，預防貧血。體質偏虛的人也可以在早上來一顆紫蘇蛋，幫助消除晨起水腫，還能緩減晨起噴嚏、過敏等呼吸道症狀，恢復身體的免疫功能。

▼夏至

夏至是酷暑已至的意思，俗話說，冬至一陽生，夏至一陰生，冬至與夏至，都是節氣中陰陽轉換的關鍵時期。夏至是白天最長的一天，而白天屬陽，對應到人體，也是陽氣最旺盛的時候。自然界的陰陽有一定的規律，過了夏至這一天，人體的陽氣就開始衰退，陰氣也漸漸滋長。

夏至是梅雨季節的尾聲，此時空氣中的濕度高，人體的汗液無法正常排出，體內濕氣滯留的結果，容易感到身體疲倦、精神也不清爽。當身體感覺疲憊時，不防做做「踮腳尖」的運動。早上起床時，可以試試踮起腳尖踩地板，往前走個十小步，回頭再走十小步，如此重複十分鐘，可以幫助身體消水腫！小腿被稱為人體的第二顆心臟，適當的踮腳尖運動，可以幫助小腿的肌肉收縮，促進下肢靜脈回流，改善下肢循環。同時，踮腳尖走路不傷膝蓋，又可以鍛鍊我們的股四頭肌，有助於維持健康體態，還能提臀瘦身。中醫認為，踮腳尖時，小腿後方的肝經、腎經、脾經及膀胱經都會加強循環，有助於經絡的疏通，也可以改善末梢循環，在濕氣重的夏至時節，還能幫助排出身體多餘的水分！

夏季因為天氣較熱，晝長夜短，大部分人會晚睡早起，所以中午小憩也可以幫助消除疲勞，有利健康。另外，在做好防曬措施的前提下，適當地接受陽光照射，順應陽氣的充盛，有利於氣血的運行，也可以振奮精神。芒種過後，午時天熱，容易流汗，此時建議衣服要保持乾燥，如此可以使皮膚疏鬆，陽熱容易發洩。特別提醒在出汗時不要立即洗澡，應該要先把皮膚上的汗水擦拭乾淨，中醫有句老話：「汗出不見濕」，若「汗出見濕，乃生痤瘡」。

生活中則建議在夏至時吃一些解暑消渴的食物，例如綠豆、薏仁、蓮藕、冬瓜、絲瓜等，避免喝過多含糖飲料。中醫認為，甜能生痰，而痰與體內的濕氣互相結合，會形成「痰濕體質」。痰濕累積在肝臟就是脂肪肝，累積在皮膚就是濕疹或痘痘，累積在肌肉組織間，就是肌瘤或脂肪瘤。而除了良性的腫瘤，有時也會出現惡性的腫瘤，在許多癌症病人身上，也會觀察到痰濕體質，所以適時地減壓、盡量吃食物的原型，同時多運動，才是改善痰濕體質的不二法門。

▼小暑

小暑時節，天氣開始漸漸炎熱，但還沒到氣溫最高的時候，此時因為氣溫偏高，人體容易感覺心浮氣躁，心煩不安。體質偏虛的人，本身就容易感應自然界的氣候變化。中醫認為：「喜怒不節則傷臟」，人的情緒變化與臟腑息息相關；中醫又講，過喜傷心，是指歡喜太過時，反而損傷心氣，甚至導致心血管疾病。因此，小暑時節體質偏虛的人，建議要保持心平氣和，在任何情況下，都避免過於激動，以免影響心的調節和身體排濕的能力。

體質偏虛的人，在小暑時節可以多吃蓮子來增強體質。《神農本草經》認為，蓮子味甘澀，性平，具有鎮靜安神、補中益氣、養心益腎、健脾養胃、清潤臟腑等功能。蓮子中含的澱粉，可以提供身體必須的能量，富含豐富的磷、鈣、鐵、鋅及多種維生素，更是幫助身體養心安神的好食材。傳統的中醫藥膳四神湯，材料包括茯苓、蓮子、芡實、山藥及薏仁，都是屬於平補的中藥材，除了幫助消化，更可以強健脾胃，預防腹瀉，特別適合容易水腫的體質。因為水濕停留在體內，很容易引起腹瀉及下肢水腫等現象，四神湯幫助清熱利濕，養心安神，可以改善因壓力引起的煩惱失眠，也可以加速體內水分的代謝。

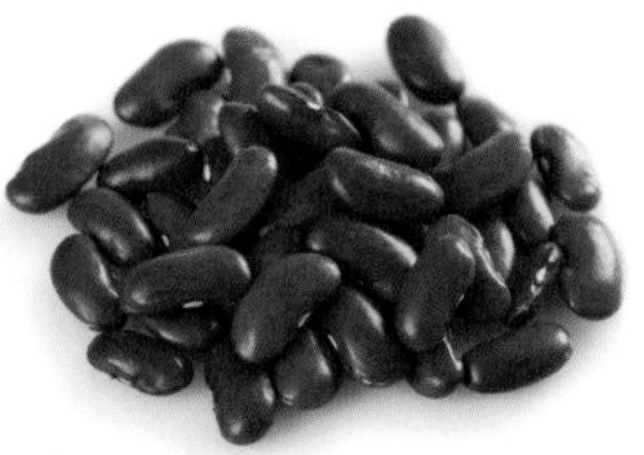
紅豆

濕，是體內水分的失調，如何使身體的水分代謝恢復正常，讓正常的水分轉換為可以讓身體利用的津、液，需要透過體內外的互相平衡。除了避免小暑時節外界的濕氣入身，人體可以透過加強排汗的方式，讓濕邪流出體外。利用運動、蒸氣、泡澡，都是很好的方式，透過有利排水的食材，排出多餘的水分，也是很好的方法。中醫理論認為，脾胃主導身體水分的代謝，健脾的食物有利於化濕，除了四神湯中的茯苓、蓮子、芡實、山藥及薏仁，常見的紅豆及綠豆，也是健脾化濕的好食材。

▼大暑

大暑時節是一年當中，喜溫作物生長最快速的時候，也是高溫天氣的持續。中國古代透過觀察自然界的變化，提出「三伏」的說法，也是一年當中最炎熱的時候。三伏是初伏、中伏、末伏的總稱，開始於大暑節氣前後，介於每年的七月十日至二十日間，歷經立秋、處暑，介於每年的八月八日至十八日之間。所以每年的七月中旬到八月中旬，是一年當中最熱的時候，也是人體陽氣最旺盛的時節。《陰陽書曆法》曰：「**候夏至後第三庚為初伏，第四庚為中伏，立秋後初庚為後伏，謂之三伏。**」庚是中國古代天干地支之一，天干有十，即甲乙丙丁戊己庚辛壬癸；地支有十二，即子丑寅卯辰巳午未申酉戌亥。第三庚為第三個出現的庚日為初伏；伏，表示陰氣受陽氣所迫而藏伏於地底下的樣子。

傳統中醫建議全年陽氣最盛的三伏天，是身體進行去濕氣、排寒氣的最佳時機，因為此時人體體內陽氣較為充足、皮膚腠理較為疏鬆，同時借助自然界的溫熱之力，更有利於排出體內的寒氣及濕氣。「三伏貼」，是中醫根據「冬病夏治」、「天人相應」，「內病外治」等觀念，將屬性偏熱的藥材，貼敷於人體相對應的穴位，透過中藥對於穴位的熱刺激，達到調整人體陰陽平衡、增強免疫的作用。這樣的做法，對於體質偏濕偏寒所產生的疾病，例如腹冷經痛、白帶淋漓、鼻過敏、腸胃虛寒痛等症狀特別有效果。

除了外敷三伏貼，也可以透過內服羊肉等溫熱的食材，來幫助身體排濕氣。炎炎夏日吃羊肉湯，必定大汗淋漓，目的也是去除五臟的積寒，排出身體的濕氣，所以不建議在冷氣房裡吃，以免汗排不出；也不建議熱性體質嘗試，以免火上加油。此外，皮膚容易滋長「癰疽疔癤」的體質，也不建議透過三伏貼或吃羊肉的方式來排濕養生。

日常的祛濕法：

夏季適合的瘦身飲食良方

- 夏季排濕飲品：仙草茶
- 夏季排濕湯品：四神湯
- 夏季排濕粥品：玉竹紅棗水鴨粥

仙草茶

夏季排濕飲品

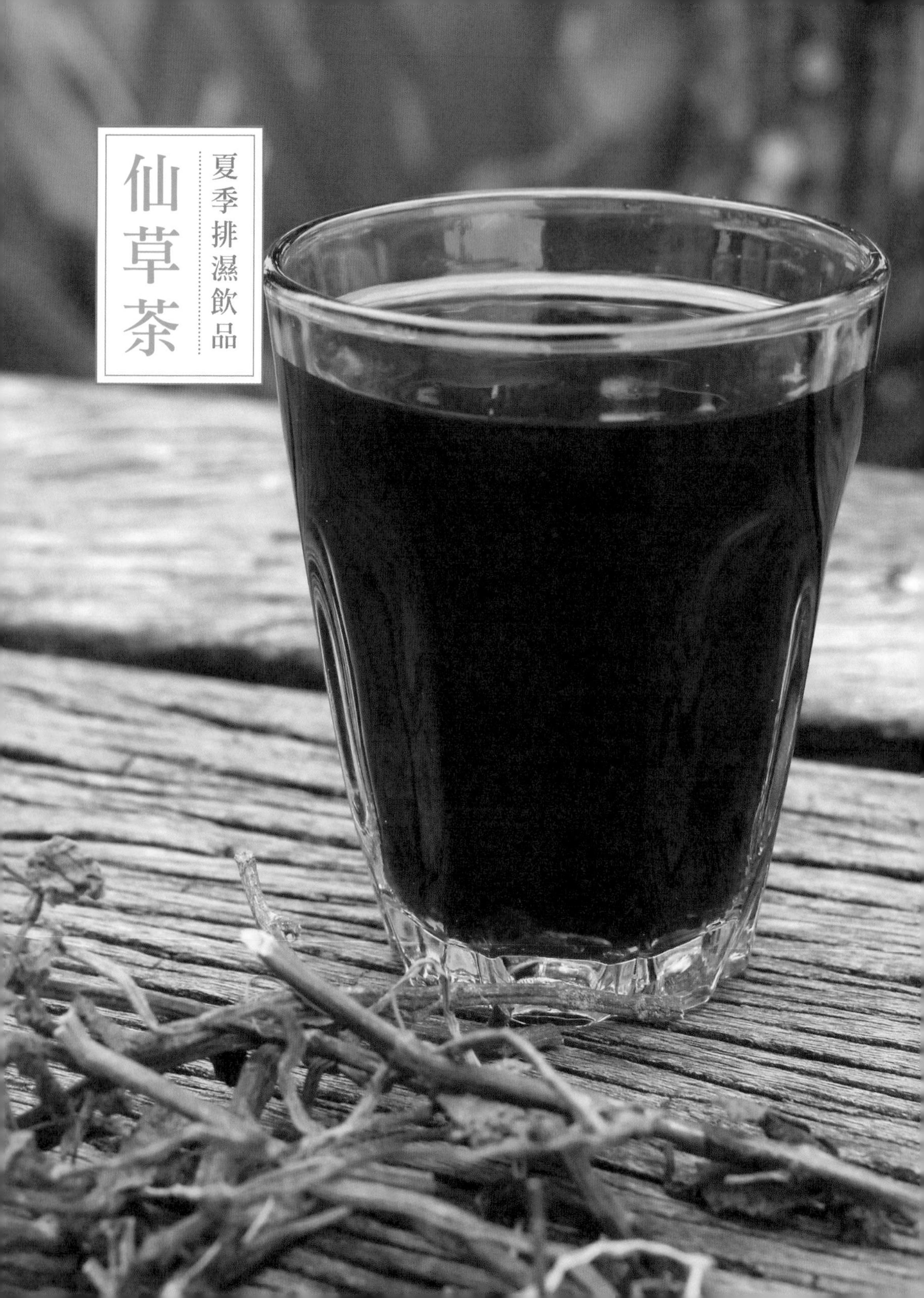

材料

仙草乾（dried Chinese mesona）	120g
蜂蜜〔後下〕（honey [added at the end]）	適量（Suitable quantity）
水（water）	800cc

作法

1 把仙草乾剪成小段，洗淨瀝乾備用。

Cut the dried Chinese mesona into small pieces. Rinse and drain. Set aside.

2 煮沸清水，放入仙草乾，以大火煮 20 分鐘，再以小火煮 3 小時，加適量蜂蜜調味，溫服。

Bring the water to boil and add the dried mesona. Boil over high heat for 20 minutes. Bring the heat down to low heat and simmer for 3 hours. Season with honey at the end and serving the drink warm.

保健作用

仙草是一種草本植物，富含多醣膠質，使得仙草的莖葉具有黏性，而這樣的膠質具有保水保濕，養顏美容的功效，仙草同時有降火氣、消暑解熱的效果，在炎炎夏熱可以消除暑氣、去濕排濕。

夏季排濕湯品
四神湯

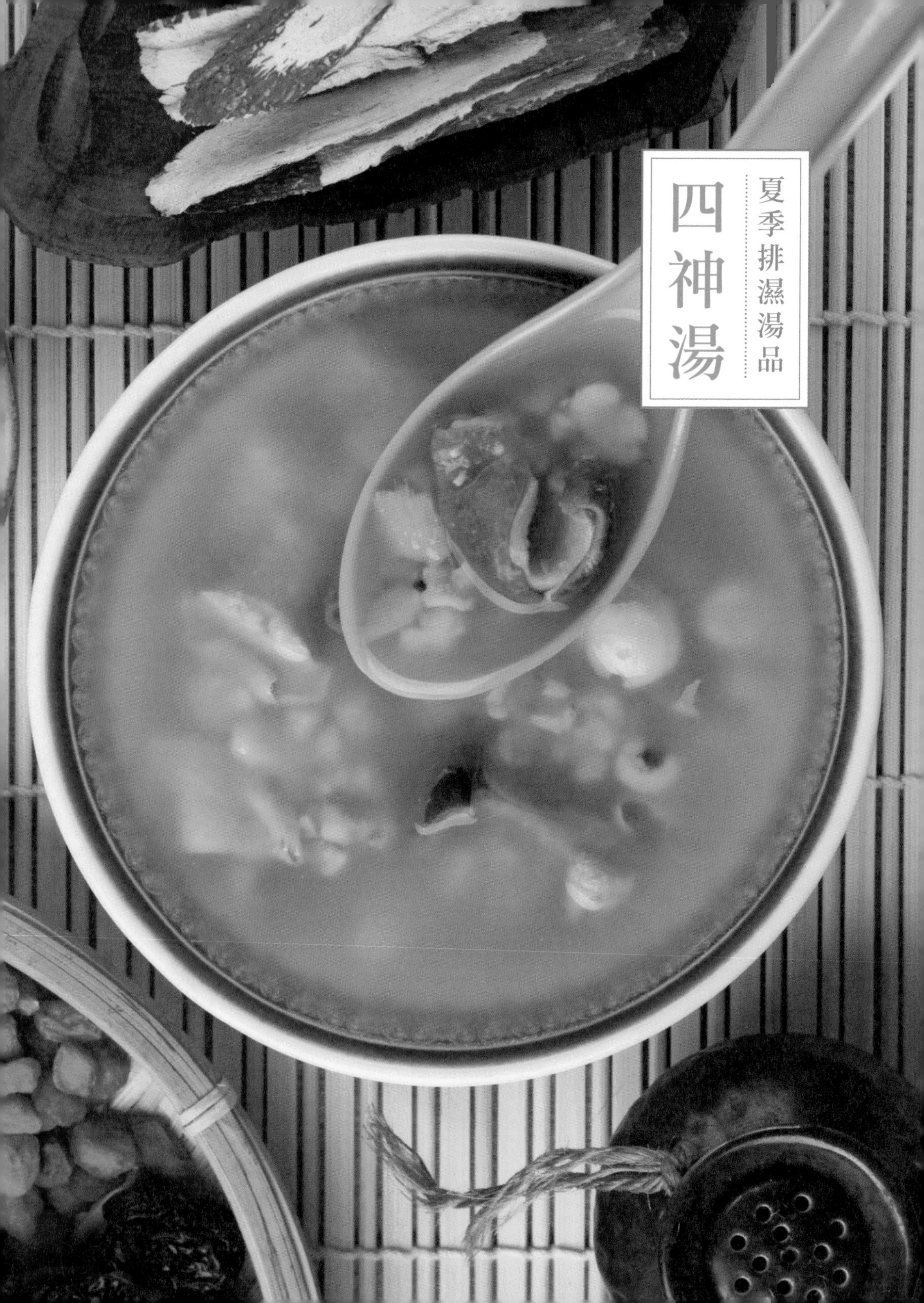

材料

淮山（Huai Shan）	40g
蓮子（lotus seeds）	40g
芡實（Qian Shi）	10g
茯苓（Fu Ling）	10g
薏仁（Job's tears）	40g
當歸（Dang Gui）	10g
瘦排骨（lean pork ribs）	600g
鹽〔後下〕（salt to taste [added at the end]）	適量（Suitable quantity）
水（water）	1000cc

作法

1 排骨洗淨，川燙，切塊。其餘材料洗淨，備用。

Rinse the ribs. Blanch in the boiling water. Cut into small chunks. Rinse other ingredients. Set aside.

2 煮沸清水，放入所有的材料（鹽除外），以大火煮 20 分鐘，再以小火熬煮 90 分鐘，下鹽調味，即可食用。

Boil water in a pot. Put all the ingredients in (except the salt). Boil over high heat for 20 minutes then bring to low heat. Simmer for 90 minutes. Season with salt before serving.

保健作用

四神湯是傳統台灣小吃，可以利濕氣、健脾胃、固腎補肺、養心安神、增強免疫力。原本四神湯只有淮山、茯苓、蓮子、芡實四味藥材，為了增添香氣，加入了當歸；為了增強利濕的作用，加入了薏仁。排骨本身也提供很好的蛋白質，此道湯品溫補脾胃，營養又健康。

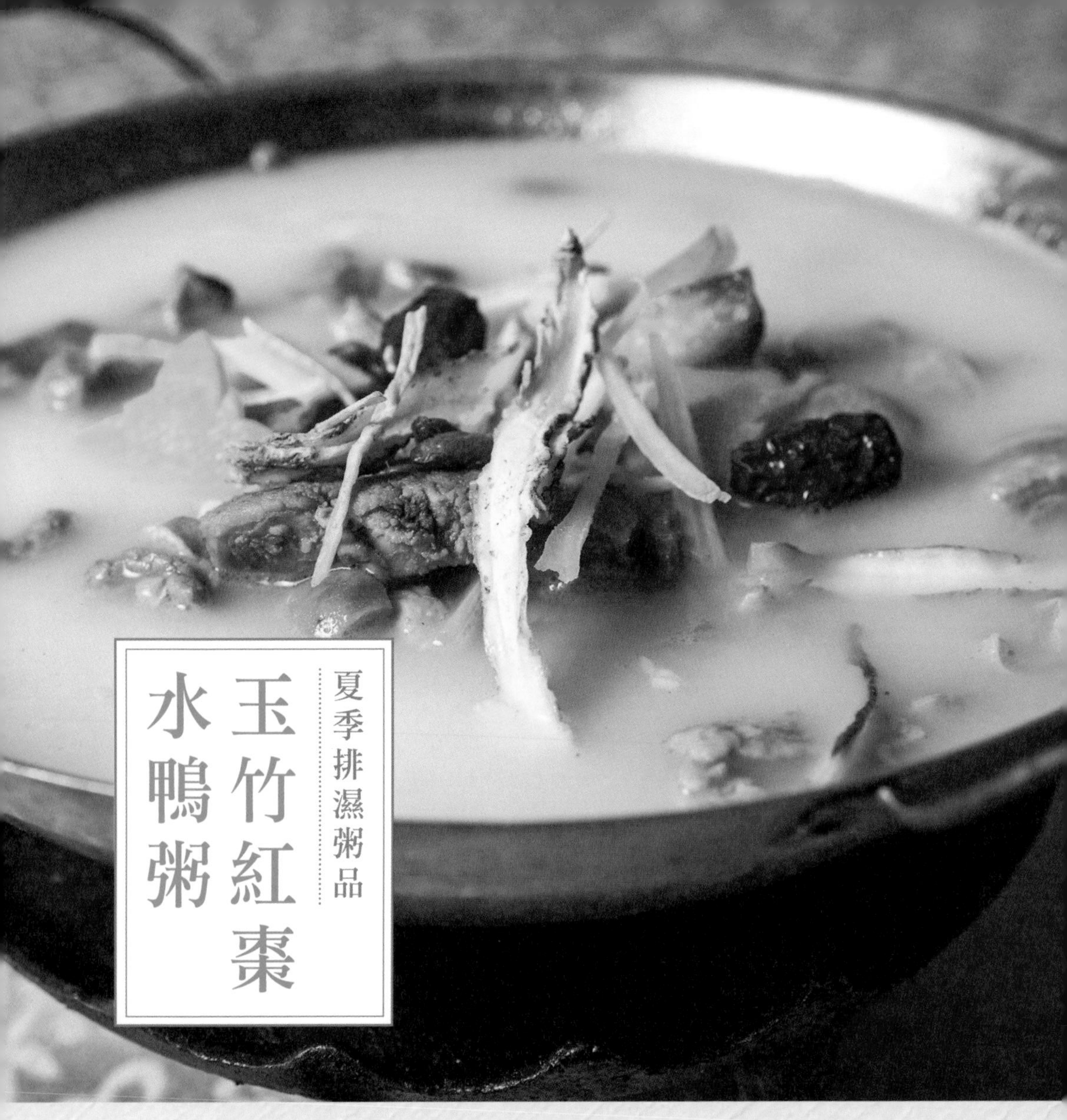

夏季排濕粥品

玉竹紅棗水鴨粥

保健作用

玉竹可潤燥止渴、花旗參可以滋陰補氣、老鴨有滋陰補血的效果，在夏天當粥品食用，可以緩解夏季炎熱、適合體內有熱的民眾食用。同時白朮健脾利濕、茯苓淡滲利水、薏仁清熱利濕，非常適合夏季容易中暑、又濕氣重的體質。

材料

老鴨（mature duck）	1 隻
白米（rice）	1/2 杯
薏仁（Job's tears）	40g
玉竹（Yu Zhu）	30g
紅棗（red dates）	25g
枸杞（goji berry）	5g
花旗參（American ginseng）	5g
白朮（Bai Zhu）	5g
茯苓（Fu Ling）	5g
甘草（liquorice）	5g
薑片（ginger）	2 片（slices）
鹽〔後下〕（salt to taste [added at the end]）	適量（Suitable quantity）
米酒〔後下〕（rice wine [added at the end]）	1 ～ 2 匙（tbsps）
水（water）	1000cc

作法

1 老鴨洗淨，去除尾部及內臟，切成八塊，川燙；其餘材料略為沖洗。

Rinse the duck. Remove the tail and innards. Cut into 8 pieces. Blanch in the boiling water and drain. Rinse the rest of the ingredients.

2 煮沸清水，放入所有材料（除了鹽和米酒）。用大火滾 20 分鐘，再以小火熬煮 90 分鐘，放入鹽和米酒，增加香氣。

Boil the water in a pot. Put in all the ingredients in（except salt and rice wine）. Boil over high heat for 20 minutes. Turn to low heat and simmer for 90 minutes. Add salt and rice wine for extra flavor.

夏季養生經絡招

中醫認為，肝有邪氣，其氣留於兩腋。肺心有邪，其氣留於兩肘。脾有邪，其氣留於兩髀（大腿根部）。腎有邪，其氣留於兩膕（膝蓋後部）。相應的臟腑保健，可用虛掌拍相應的位置至微熱或出砂。夏天對應的臟腑為心，對於容易心煩氣躁、氣急攻心的體質，適合拍一拍腋窩，心經通了，心情也會恢復平靜。

肘窩是心經、心包經、肺經三條陰經通過的地方，一旦運行受阻，無形中就會傷害到心臟與肺，引發這兩個臟器的疾病，最好的方法就是拍打它，維持相關經絡的通暢。

輕輕拍打兩髀，不僅能加速氣運

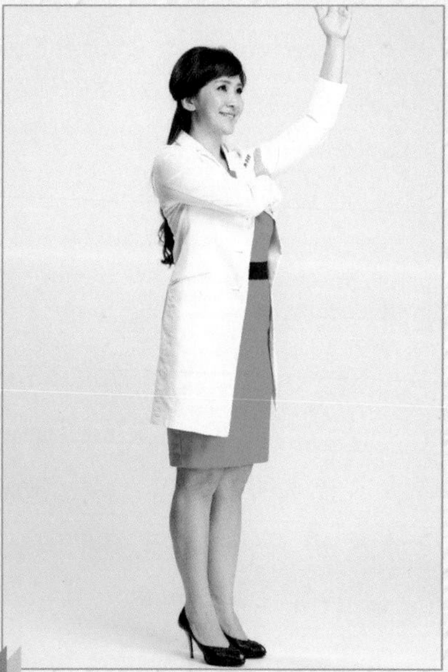

1 腋窩

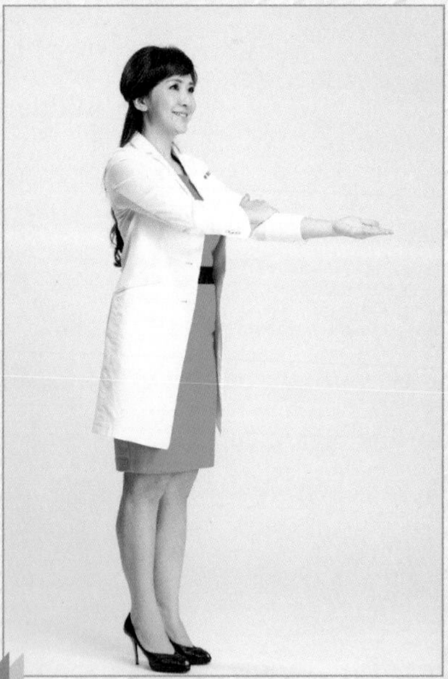

2 肘窩

行，去除病邪，還能刺激氣衝穴和衝門穴：氣衝穴位於大腿根部，可以改善月經不調、不孕、經痛、末梢冰涼等症狀；衝門穴位於大腿外部，能輔助治療崩漏、帶下和各種體內濕氣重、婦科發炎的症狀。

膝窩的重要穴位叫委中穴，走膀胱經，委中穴在膝關節的後面，也叫膝窩，膝窩是去除濕毒、排除熱毒的重要關口。

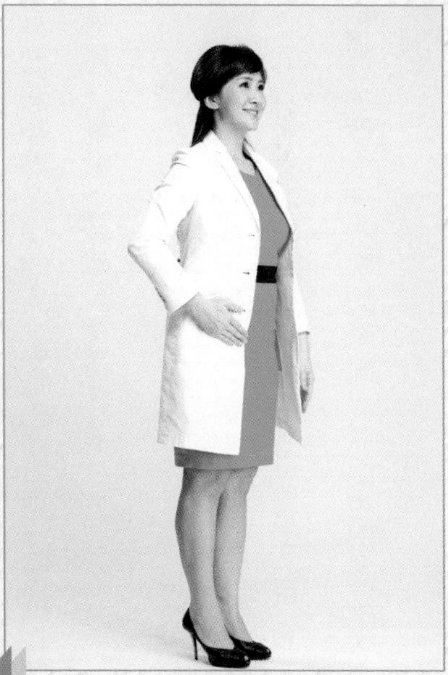
3 兩髀

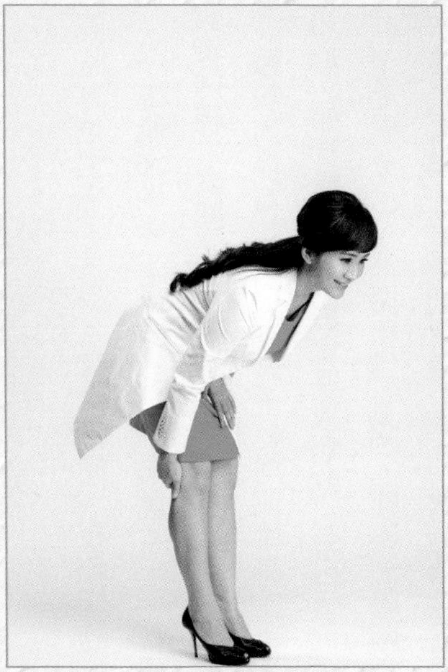
4 膝窩

秋季排濕養生法

▼立秋

立秋是秋季的開始，在享受秋高氣爽的同時，也別忘了秋令主氣——燥。在乾燥的氣候環境中，人體有許多津液缺少的症狀，經曰：「**五臟之嗽者……乘秋則肺先受之**」，秋燥入侵人體，肺臟首當其衝，多引起咳嗽。而《黃帝內經．素問．生氣通天論》言：「**秋傷於燥，上逆而咳。**」秋之咳嗽，常為乾咳無痰或膠痰難咳。鼻為肺之竅，鼻子乾燥或流鼻血也是秋燥所致；喉、咽也分別是肺之門戶和肺氣之通道，如秋燥入侵，也會導致咽乾、喑啞等不適。肺外合皮毛，秋季出現的皮膚乾澀、龜裂，甚至毛髮分岔，都與秋燥有關。肺與大腸關係密切，中醫曰：「肺與大腸互為表裡，而肺熱下移於大腸，腸燥則便祕……」秋為肺金當令而主燥，天氣肅而燥勝，燥金用事也。所以本身體質多熱多燥的人，在這節氣更應保持身體水分的平衡，防止燥邪侵入人體，預防咽乾、咳嗽、便祕、皮膚乾澀等疾患。

秋燥易傷津耗氣，透過多喝水，可以對抗天乾物燥。水為萬物之母，陰中至陰，就好比太陽為陽中至陽，水是自然界中無私的陰氣來源。秋令主燥，燥邪多乾，濕不足也會乾，所以透過簡單地多喝水，就可以讓體質獲得滋陰的效果，達到陰陽平衡、排毒養生的目的。

涼爽的秋季，南下的冷空氣與濕暖空氣相遇，產生一次次的降雨，氣溫也跟著一次次地下降，正是「一場秋雨一場寒」的時候。此時，體質偏寒的人要特別預防濕邪入侵，形成寒濕體質。進入秋季時節，冷空氣會逐漸增強，氣候變化極大，晝夜溫差懸殊。人體受到冷空氣刺激後，導致胃酸分泌增加，胃腸會發生痙攣性收縮，使抵抗力和適應性降低。也由於天氣轉涼，人體食慾旺盛，加重胃和十二指腸的負擔，很容易導致胃病發生。中醫認為一受寒涼就容易腹瀉的體質，是因為寒邪剋胃、寒濕困脾，或是本身腎陽虧虛、中虛臟寒所引起。所以體質偏寒的人在秋季應注重「固護脾陽、益氣健胃」，養生上要特別注意脾胃的保養，一方面排除夏季未解的熱氣，一方面避免寒濕互結、影響健康。

處暑

處暑，是夏天暑氣結束的時候。「處」含有躲藏、終止的意思，意思是說夏天的暑氣逐漸消退，但還感受不到涼爽的天氣，此時仍是炎熱的節氣。俗話說：「處暑十八盆，謂沐浴十八日也。」意思是說，處暑時，還需要經歷十八天流汗的日子，才會開始感受秋意。此時皮膚腠理的開闔特別重要，正常的肌膚排汗功能，能幫助排出身體多餘的濕氣及熱氣，代謝功能不佳的肌膚，反而讓濕邪停留在體內，甚至會引起進一步的濕邪症狀。

關於皮膚的「腠理」，可以了解古人對於身體器官的特殊描述方式。「腠」字的發音與「湊」相同，意思是湊合、拼湊、湊集的意思；「理」指的是玉石的自然紋理，同時也是指玉石之間的縫隙。「腠」以肉部取代水部，以人體的結構看來，是指覆蓋全身的皮膚，而這些皮膚是由各種不同的細胞層層堆疊而成，以現在解剖醫學的角度，皮膚的構造由外而內可以分為表皮層、真皮層及皮下脂肪層，細胞的部分則能分為角質層、透明層、顆粒層、棘層。顯微鏡是西元一五九〇年由一個荷蘭的眼鏡製造商 Zacharias Janssen 所發明，古人雖然不知道皮膚確切的分層，但透過對大自然及人體深刻的觀察，了解「腠理」與體內五臟六腑濕氣的代謝息息相關。《黃帝內經．素問．陰陽應象大論》曰：「**清陽發腠理，濁陰走五臟**。」意思是說，清而無形的能量走在皮膚組織之間，濁而有形的物質走在體內臟腑之間。秋天對應到人體的肺臟，此時注意肺經的保養，避免皮膚腠理開闔不利，才能幫助身體排除濕氣。

▼白露

白露時節氣溫開始下降，天氣轉涼，早晨草木葉端有一顆顆晶瑩剔透的露水，所以稱為白露。此時是全年最後一個濕氣重的節氣，如果不注意身體排濕，很容易濕病上身。中醫認為「濕為陰邪，傷人於下」，濕氣是導致人生病的陰邪，會損耗人體的陽氣，而濕邪的特色包括性質黏稠、重而下濁、停滯不通，所以水濕會往下走，濕病也容易影響下肢關節，例如下水腫、足癬、股癬、風濕關節炎、風濕病等等，都與濕邪相關。

人體脾臟為排濕的主臟，如果濕邪入脾，首先影響腸胃道的消化功能，除了食慾不振，還容易引起腹脹腹滿、腹痛腹瀉，甚至疲倦水腫等症狀，此時要注重調理「三焦經」。「三焦經」是人體十二條經絡的其中一條，主一身之氣，氣行則血通，氣血通則百病除。三焦經又稱為「決瀆之官」，最主要的作用為通調水道，包含上焦、中焦、下焦，當人體的邪氣透過三焦經排除後就不容易生病。同樣的，如果三焦經不通，則百病叢生，更是各種慢性病的根源。

手少陽三焦經，起於手的無名指末端，沿著手背第四、五掌骨上行，沿著上肢的外側，經過肩膀、頸部上行到頭部耳朵前後，及外眼角太陽穴附近。由於晚上九點到十一點的亥時，是氣血流注於三焦，三焦經經脈最旺盛的時刻，所以可以利用每天晚上九點到十一點間，睡前坐在床緣，揉按或拍打手臂外側的三焦經，同時敲一敲肩膀兩側，每次每邊按摩須持續五分鐘以上，換邊再做一次。持之以恆，能讓三焦經絡運行順暢，也不用擔心濕邪會入侵體內。

▼秋分

秋分是陽光直射赤道，晝夜等長的時刻。《春秋繁露》曰：「**秋分者，陰陽各半，也故晝夜均而寒暑平**。」天文學上，秋分也視為夏季的結束，與秋季的開始。《黃帝內經．素問．至真要大論》曰：「**謹察陰陽所在而調之，以平為期**。」意思是說，養生的關鍵，在於維持人體陰陽動態平衡，必須先觀察身體陰陽盛衰的情況，再給予虛則補之、實則瀉之、寒者熱之、熱者寒之的調理原則。秋分時，正是大地陰陽調和之際，身體狀況不佳的人，最適合利用秋分時節調理體質。

秋天節氣的特色為乾燥，但並不是秋天就沒有濕氣的困擾。如果經常感覺全身軟綿綿的、身體重重的、胃口不佳、痘痘長滿臉，排便黏膩不舒服，加上舌苔白厚，小心這是濕氣上身的症狀。秋分時，乾燥的氣候一般影響表層皮膚，所以秋天排濕的方式，是讓體內多餘的水分滋養體表肌膚，不要變成脂肪或痰飲留在臟腑。一方面要排濕，一方面又不能讓水分排除過快，最好的方式，就是透過健脾，振奮脾胃的陽氣，幫助水分輸布全身；同時宣肺，透過提高心肺的活力，幫助提升肺氣，將水濕痰飲化為濕氣，再轉化為身體可用的清氣。

秋分時節可以透過按摩「神闕穴」，幫助身體排濕。「神闕穴」位於肚臍的正中央，屬任脈，是人體精氣留存的位置，全身經絡的樞紐。晉朝醫書《肘後備急方》記載，將中藥填、敷、貼、灸、熨、薰、洗、蒸於臍部，可以達到養生保健、預防疾病的目的。肚臍的表皮角質層較薄，利於藥物經皮穿透吸收，如果脾胃氣虛的人，平常身體排濕能力不佳，也容易暈車暈船，可以將生薑導碎後敷貼於肚臍，有利於改善暈車現象，也可以提升脾胃陽氣，幫助身體排濕。

▼寒露

寒露是氣候由熱轉寒、冷熱交替的季節，自然界中的陰陽之氣開始變化，陽氣漸衰，陰氣漸生，此時人體的生理活動要適應自然界的變化，才能確保體內的陰陽平衡。由於冷熱、陰陽的轉換，肌膚腠理也隨之開闔，濕氣重的體質，容易發生風濕病或關節炎。《黃帝內經．素問．痹論》曰：「**黃帝問曰：痹之安生？岐伯對曰：風寒濕三氣雜至，合而為痹也。其風氣勝者為行痹，寒氣勝者為痛痹，濕氣重者為著痹也。**」意思是說，濕邪導致的著痹，會有關節活動僵硬、痠痛、腫脹及麻木不仁等症狀，遇到溫暖熱氣，症狀會減輕；遇到雨天，則會出現關節疼痛部位到處遊走的症狀。

隨著氣溫降低，人體容易被濕寒之氣入侵，此時容易有大小關節不舒服的現象，透過柔和的拉筋運動，可以幫助疏經活絡，增加關節的血液循環，改善身體的活動度。室內各種拉筋活動，如瑜珈、皮拉提斯、太極拳、伸展、拉筋等活動，都非常適合，可以幫助膝蓋、腳踝的血液循環，也可以幫助去除身體的濕氣。

《黃帝內經》曰：「**陽明者，五臟六腑之海，主潤宗筋，主束骨而利機關也。**」意思是說，足陽明胃經，是水穀之海，氣血生化之源，多氣多血之臟腑，如果陽明脈充盛，則筋脈可濡養，筋脈柔軟，則關節滑利，運動靈活。陽明胃經與脾的運化功能息息相關，濕氣重的體質可以每天晚上睡前按摩足陽明胃經，從腳拇指的第二指開始，由下往上按摩到膝關節，就能強壯筋骨，保護胃氣。

霜降

霜降正值秋冬季節交替的時候，也是動物儲存冬天糧食的季節，人體也應該在此時為身體儲存適當的能量，為寒冷的冬天做好準備。明代張景岳在《景岳全書》曰：「**春應肝而養生，夏應心而養長，秋應心而養收，冬應腎而養藏。**」霜降，是深秋的時節，也是秋天最後一個節氣，此時體內陽氣漸漸收斂，陰氣漸漸旺盛，很多體內濕氣重的人，開始出現手腳冰冷的症狀，同時如果陽氣收得不好，秋風一起，小風一吹，就咳嗽感冒了。

體質偏虛的人，應該利用霜降時節，好好滋補偏虛的體質，不要等到冬天身體開始感覺不適，才急於進補，「上工治未病」，就是這個道理。體質偏虛的人，從霜降開始，可以每天早上喝一杯「枸杞薑茶」，驅寒保暖，同時幫助身體排除濕邪。《本草綱目》記載，枸杞耐寒暑、強筋健骨、添精固髓，經常食用可以滋陰不使陰衰，可以壯陽使陽常舉，更可補勞損傷。薑是用途最廣泛的食材及中藥材，嫩薑一般產於夏秋之間，辣度較低，帶皮醃漬特別可以去除身體的濕氣；老薑味道濃烈，耐煮辛辣，可以驅寒暖身，對於預防感冒效果極佳。

體質偏虛者可以使用枸杞老薑茶，體質燥熱者可以使用枸杞嫩薑茶，同時平日多做腰背俯仰的運動。腰為腎之腑，經常運動腰部有助於增補腎氣，疏通足少陰腎經及督脈，使正氣充盈，氣血旺盛，幫助體內濕氣排除。

日常的祛濕法：秋季適合的瘦身飲食良方

- 秋季排濕飲品：黨參茶
- 秋季排濕湯品：人參雞湯
- 秋季排濕粥品：白木耳蓮子粥

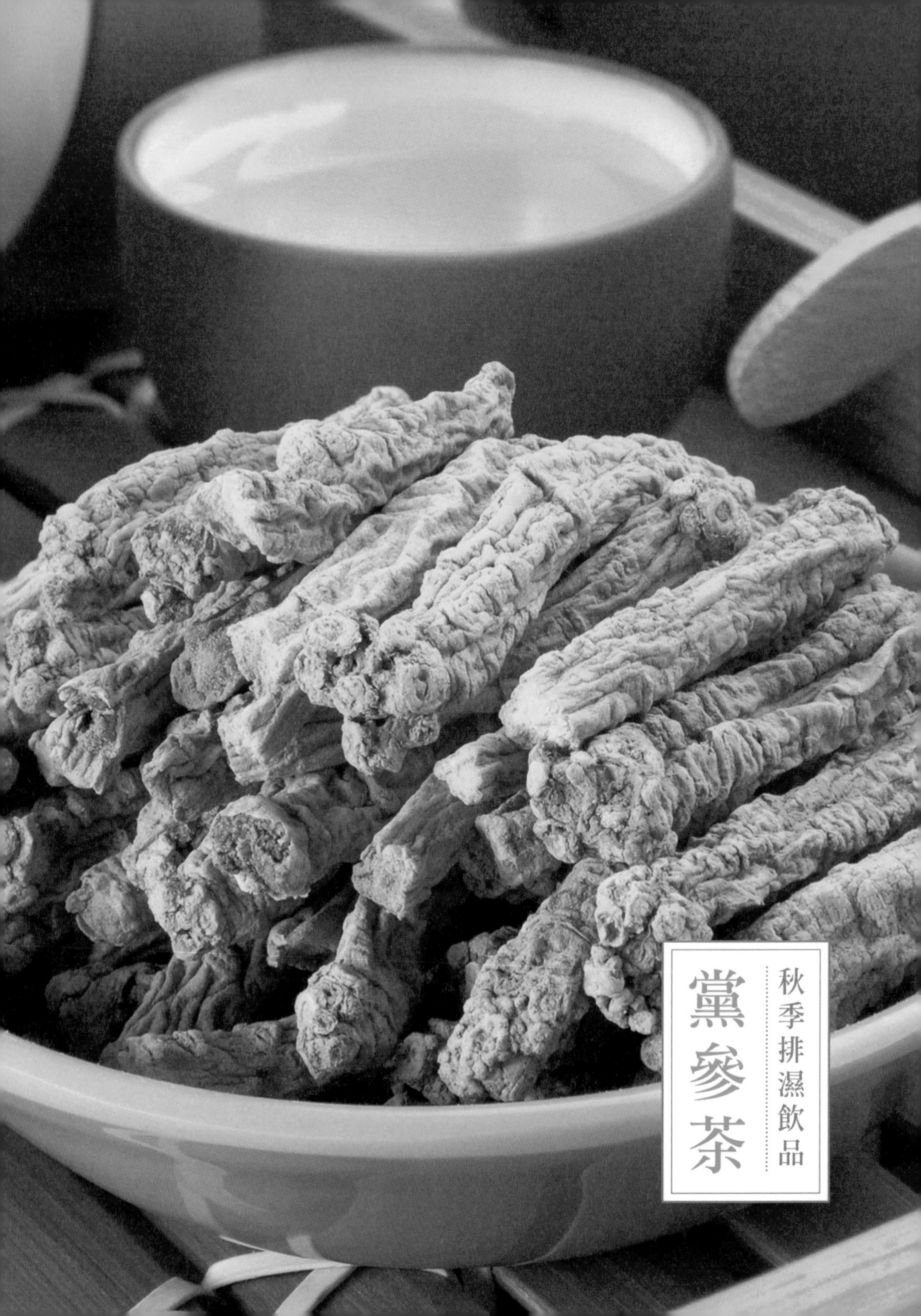
黨參茶
秋季排濕飲品

材料

黨參（Dang shen）	20g
麥冬（Mai Dong）	10g
黃耆（Huang Qi）	10g
紅棗（red dates）	5g
枸杞（goji berry）	5g
水（water）	500cc

作法

1 全部材料略為沖洗。

Rinse all the ingredients. Set aside.

2 煮沸清水，放入所有材料，以大火煮 10 分鐘，再以小火煮 10 分鐘，溫服。

Bring the water to boil in a pot, put all the ingredients in. Bring to boil over high heat for 10 minutes and turn down to low heat. Simmer for 10 minutes. Serve it warm.

保健作用

黨參補氣活血、健脾益胃，適合脾胃虛弱又氣血兩虛的體質；黃耆可補益脾胃、強化呼吸系統、提高免疫力。兩方搭配，為秋天最適合的去濕潤燥補養飲品。

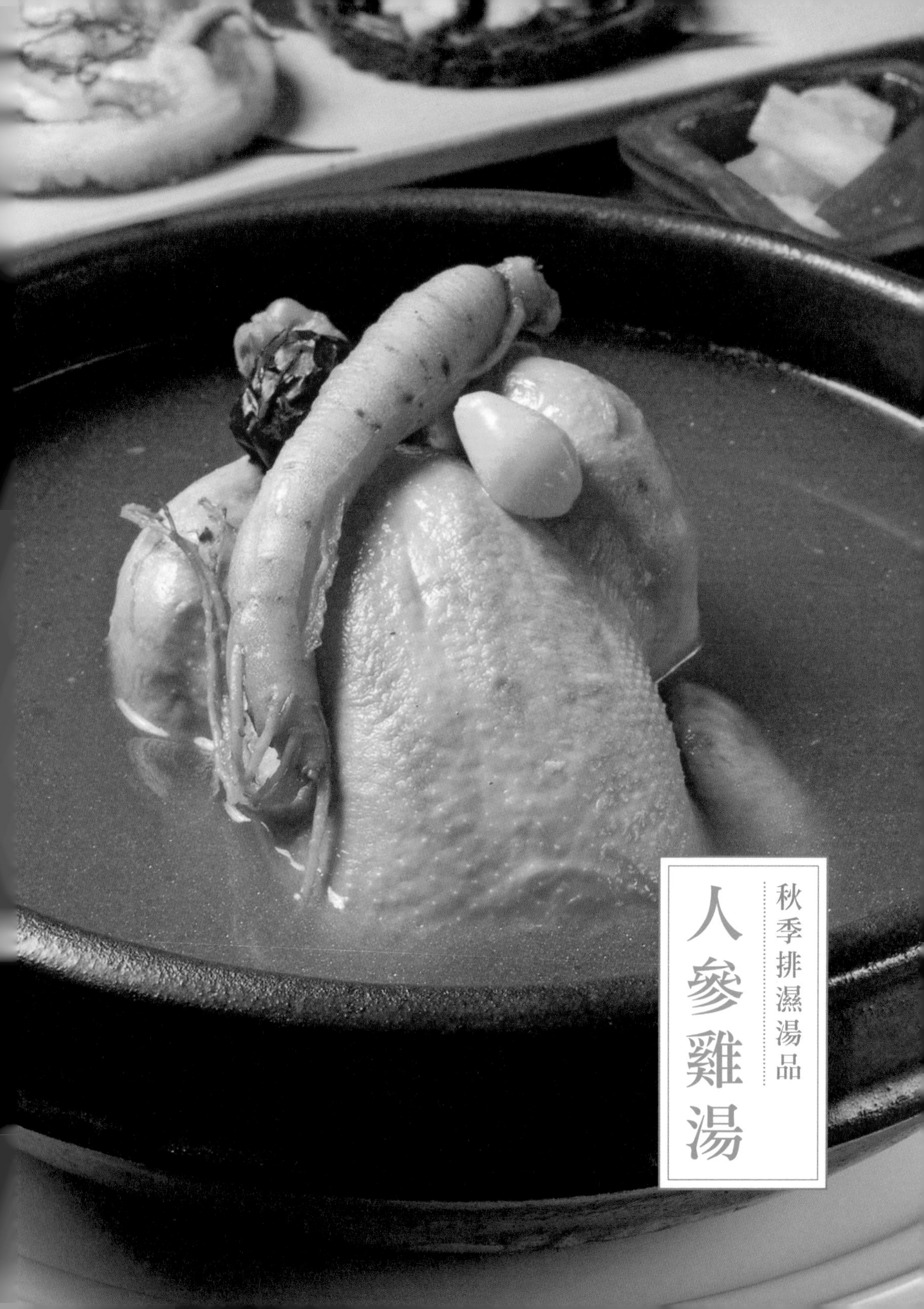

秋季排濕湯品

人參雞湯

材料

母雞（hen）	1 隻
人參（ginseng）	20g
白果（ginkgo）	10g
紅棗（red dates）	5g
枸杞（goji berry）	5g
薑片（ginger）	2 片（slices）
鹽〔後下〕（salt to taste [added at the end]）	適量（Suitable quantity）
米酒〔後下〕（rice wine [added at the end]）	1～2 匙（tbsps）
水（water）	1500cc

作法

1 雞清洗乾淨，內臟、雞爪、雞尾不要，川燙，將雞切成 8 塊。

Rinse the chicken well. Discard the innards, claws and the tail. Blanch in boiling water. Chop the chicken into 8 pieces.

2 煮沸清水，放入所有材料（除了鹽和米酒）。用大火滾 20 分鐘，再以小火熬煮 90 分鐘，放入鹽和米酒，增加香氣。

Boil the water in a pot. Put all the ingredients in (except salt and rice wine). Bring to boil over high heat for 20 minutes, and reduce to low heat. Simmer for 90 minutes. Add salt and rice wine for extra flavor.

保健作用

雞肉有溫中益氣、補精益智的作用，人參是上等的滋補佳品，能大補元氣、益氣補血，還具有生津止渴及養心安神的效果。低脂、高蛋白的營養藥膳湯品，是秋天排濕養身的好選擇。

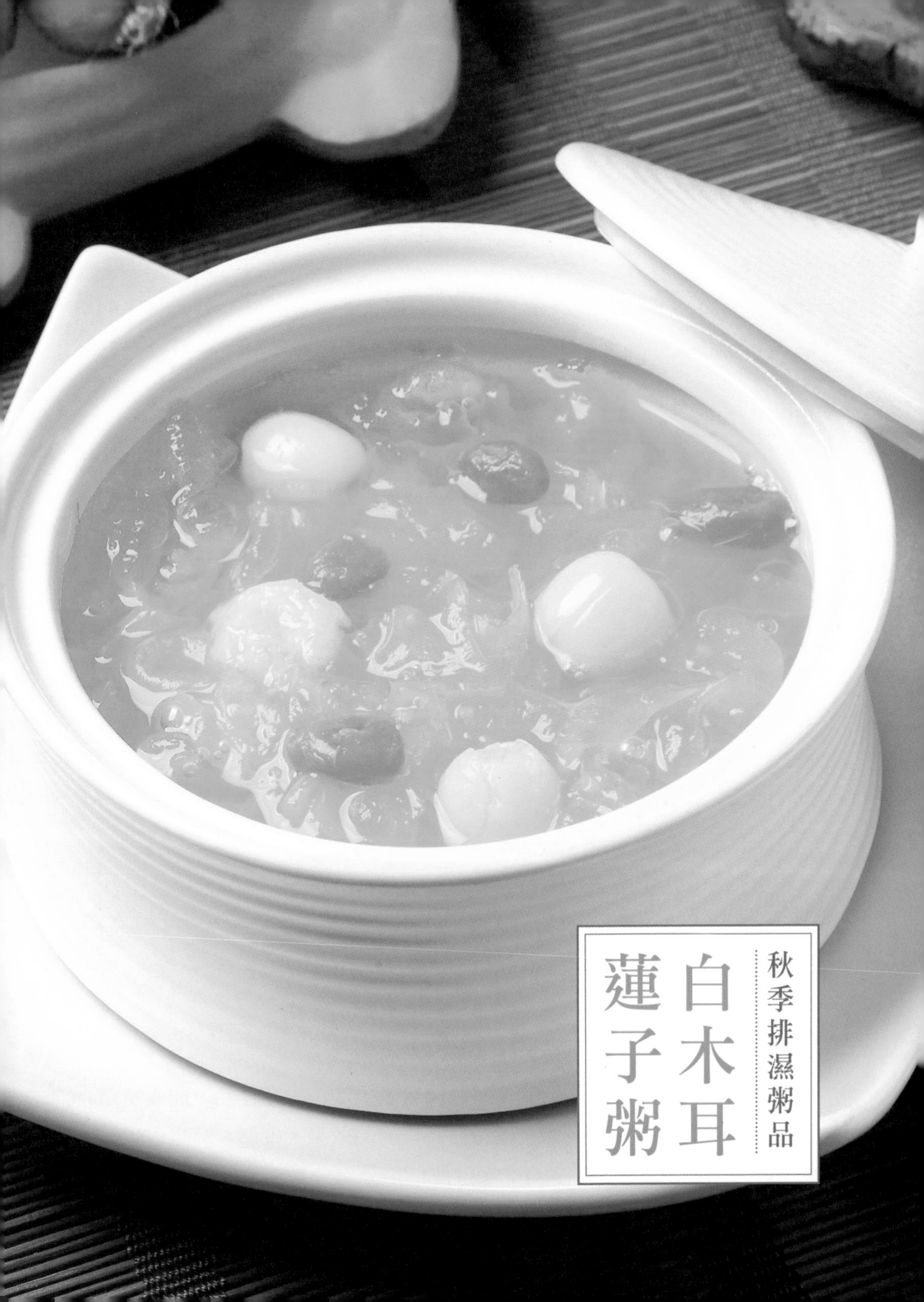

秋季排濕粥品

白木耳蓮子粥

材料

白木耳（white fungus）	30g
蓮子（lotus seeds）	10g
枸杞（goji berry）	5g
冰糖〔後下〕（rock sugar to taste [added at the end]）	適量（Suitable quantity）
水（water）	1500cc

作法

1 白木耳以溫水浸軟（需時約 45 分鐘），去硬蒂。

Soak the white fungus in warm water until softened (about 45 minutes). Remove the hard part from the root.

2 煮沸清水，放入所有材料，先以大火煮 10 分鐘，再以小火煮 10 分鐘，加入冰糖，溫服。

Bring the water to boil in the pot and add all the ingredients in. Boil over high heat for 10 minutes, and then reduce to low heat. Simmer for 10 minutes. Add rock sugar at the end to taste. Serve it warm.

保健作用

白木耳具有天然的膠質，有很好的滋陰效果，還有潤膚、美肌、保濕、去濕等作用；蓮子則能養心安神、滋陰健胃。秋天常喝白木耳蓮子粥，健脾開胃、潤肺止咳、除濕塑身。

秋季養生經絡招

從髖關節外側的股骨大轉子處，也就是大腿骨上端，一塊比較突出的骨頭，分四等分，一直往下敲打到膝關節外側即可。在中醫觀點中，水腫是經絡氣血不通所導致，針對人體穴位和膽經進行有效的刺激，可以改善臟腑功能，調節內分泌失調，加速淋巴回流，促進新陳代謝，恢復人體的陰陽平衡。不僅能從內根本改善肥胖的體質，也能達到局部消除水腫、瘦身瘦腿和強身健體的效果。

沿著左右大腿外側褲邊區域，由上至下敲擊到小腿：依次為環跳穴、風市穴、中瀆穴、膝陽關穴。

鎖定好「環跳穴」後，往下沿著大腿和小腿外側的膽經循行方向，由上而下輕輕敲打即可。而敲打大腿外側時，可以加強按摩「風市穴」（即站立時，手臂自然垂於身體兩側，中指的末端所指之處），這是外側大腿容易產生筋結的地方，鬆開此處的筋結，有助改善下肢水分的分布，促進下肢淋巴回流，消除水腫。

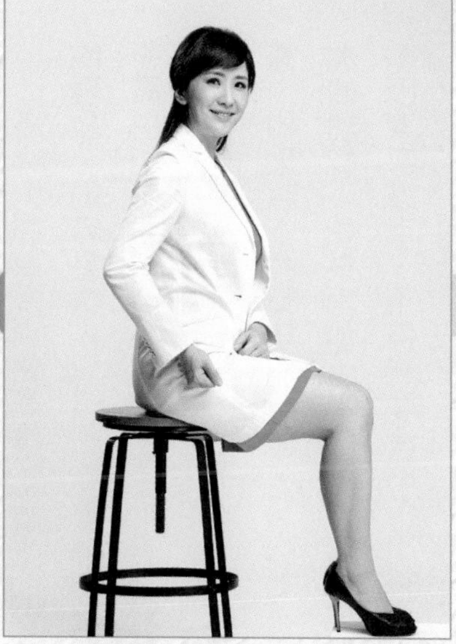

1 環跳穴

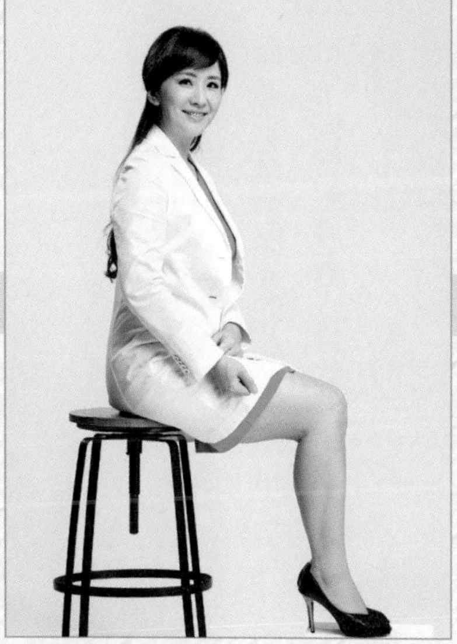

2 風市穴

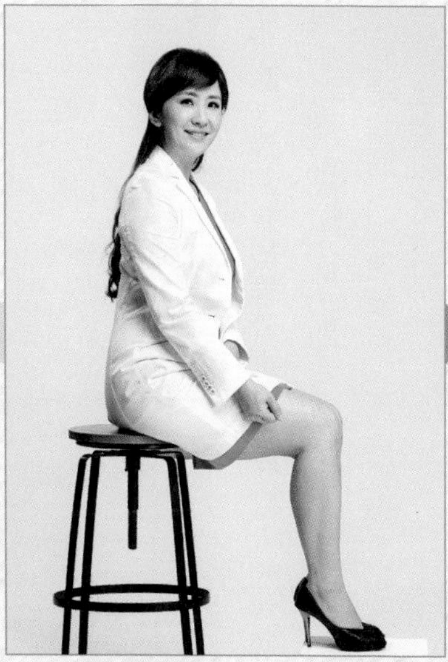

3 中瀆穴

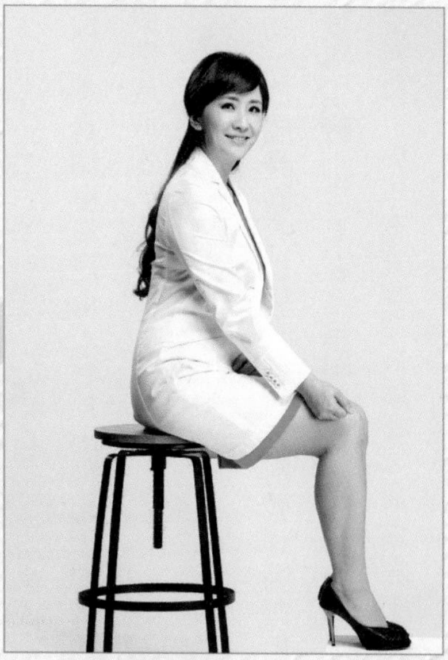

4 膝陽關穴

冬季排濕養生法

▼立冬

冬季寒為主氣，俗話說「寒從腳起，冷從腿來」，人的腿腳一冷，全身皆冷，直接面對寒邪濕邪的就是腳底。從中醫的觀點來看，人體的五臟六腑在腳上都有相應的穴位，腳底不僅僅是足三陰經的起始點，也是足三陽經的終止處，這六條經脈分別對應在腳上的六個穴位，同樣對應著人體的五臟六腑，經常泡腳可以刺激腳部的太衝、隱白、太溪、湧泉以及踝關節以下各穴位，幫助在濕冷的冬季滋補元氣、壯腰強筋、調理臟腑、疏通經絡，促進新陳代謝以及延緩衰老。

冬天天氣雖然氣候寒冷，但是人的身體還是容易出現濕氣過重的現象，這種「外乾內濕」的現象，很容易讓人忽略去除濕氣的重要，導致冬季身體濕氣過重，容易出現起床頭暈、舌苔發白、體寒怕冷等症狀，久了也會對身體健康造成危害。

冬季因為天氣寒冷，免不了貪吃些辛辣的食物，容易對腸胃造成刺激；加上冬季習慣進補，如果原本脾胃功能不佳，又吃進過多的食物，造成身體的負擔，很容易影響脾陽運化水濕的功能；如果再加上平常壓力較大，飲食不規律，特別容易在冬季引起胃酸分泌異常，諸多因素影響下，不但在寒冷的冬季特別容易感受寒濕，來年春天甚至也感覺不清爽呢！

▼小雪

小雪節氣是寒冷的開始，表示氣溫持續降低，是降雪的起點，與雨水節氣等一樣，都是反映降水的節氣。小雪節氣雖然氣溫驟降，但還不到嚴冬，很多人往往沒有注意到節氣的變化，防寒保暖做得不夠多，反而讓寒邪入侵體內。中醫所說的六邪，包括風、寒、暑、濕、燥、火，其中寒邪為冬令主氣，此時也是水氣與腎相通的季節，要調理體內的濕氣，特別要注意先預防寒邪入侵體內。以小雪節氣為例，此時可以利用帽子或圍巾，保養頭部及脖子，中醫認為「頭為諸陽之會」，意即頭部是陽經匯聚的重要部位，好好注意頭部的保暖，可以避免寒邪伺機入侵體內。

寒濕體質的人，容易感覺手腳冰冷、也非常怕冷，女性在月經前容易水腫，平時也容易有清清如水的白帶，排便則是稀稀水水不成形。通常寒濕的體質陽氣比較不足，身體代謝率也不佳，建議平時要避免吃生冷寒涼的食物或外出淋雨、洗完頭沒有馬上吹乾等，同時建議要多做「原地開闔跳」的運動。「原地開闔跳」是項非常簡單的運動，幾乎不受時間、空間及天氣因素影響，正確的做法要注意準備動作時，抬頭挺胸、眼睛直視前方、將呼吸調勻，同時雙手手心向前，自然放鬆地擺在身體兩側。起跳的時候，雙腳往外張開，同時兩手打直，高舉過頭。跳回原地時，記得要讓腳尖先著地，同時膝蓋可以微蹲，減少身體落地的衝擊力，避免筋骨受傷。「原地開闔跳」可以快速提升新陳代謝，提高心肺活力，兩手張開時能夠振奮心經及肺經，兩腳跳動能夠振奮腎經及膀胱經，每天晨起做開闔跳五分鐘，可以幫助身體驅除寒邪，同時排除體內多餘的濕氣！

大雪

大雪節氣的到來，表示氣溫更低、白天更短，已經到了中醫養生建議「進補」的時節。中醫認為健康長壽靠氣血，氣與血為生命的基礎，氣血調則五臟安，氣血不合疾病生。氣虛的人元氣不足、容易疲勞，在天冷的季節也容易感冒，不耐風寒濕邪氣，需要補氣；血虛的人體內血紅素不足，常常臉色蒼白、皮膚蠟黃、頭昏眼花、容易手麻腳麻，需要補血。氣是一種無形的能量，可以溫暖我們的五臟六腑，富含適當水分的濕氣可以滋潤我們的皮膚及毛髮，也可以保護我們抵抗外邪。日常的食物中，以山藥、小米、蓮子、栗子、羊肉等食物最能補氣，同時避免吃耗氣的食物，如蘿蔔、柚子、柑橘類等。血是一種有形的能量，可以提供末梢良好的循環，讓女性月經周期正常，同時避免秋冬落髮。日常食物中，黑芝麻、桂圓、紅棗、烏骨雞、動物肝臟等，都是補血的好食材，而中藥材的當歸也是補血第一要方，平時煮湯時可以加一片，不僅增添香氣，還能補益氣血，幫助身體驅寒排濕。

氣血虛弱的體質，在大雪時節也可以多做「膀胱經伸展操」。膀胱經貫穿人體的腰背部及腿部，平常久坐、勞動過度等行為，容易傷及膀胱經絡，如果經絡受阻，經常會出現腰痠背痛、背部沉重、腰部痠痛、小腿痠累等症狀。做「膀胱經伸展操」時，可以以坐姿進行，首先將兩腿靠攏往前伸直，同時腳尖向前勾回，此時務必讓腳跟頂地，雙手十指交扣後，手心翻向天，雙臂緊貼兩耳。如此姿勢維持十至十五秒鐘，期間持續呼吸吐納，感覺腰椎被拉開伸展，同時感覺脊椎溫暖充滿能量。每天睡前做五分鐘，可以伸展膀胱經，幫助體內水分及濕氣的排除，隔天醒來會覺得神清氣爽呢！

▼冬至

冬至是二十四個節氣中，最早制定出的節氣，這一天太陽直射南回歸線，北半球白天最短、黑夜最長，之後白天開始漸漸轉長，而夜晚漸漸縮短。「至」者，極也，冬至這一天，是陰極之至，陽氣始生，所謂冬至一陽生，冬至是自然界陰陽交替的日子。

傳統中醫認為「冷在三九，熱在三伏」，一年有兩次調整體質的時機，一次在夏至後的三伏天，另一次在冬至後的三九天。從冬至後每九日一數，第一個九日是一九，第二個九日是二九，第三個九日是三九，稱為「三九天」。三九天是一年當中最寒冷的時節，中醫認為：「萬物皆生於春、長於夏、收於秋、藏於冬，人亦應之。」此時正是人體陽氣潛藏的時節，傳統中醫有冬令進補的習俗，就是順應冬至養藏之道，也可以在此時利用辛溫走竄的藥材，通經絡、平肺氣。將甘遂藥材、白芥子、細辛、延胡索、丁香等藥材研磨為細粉，加薑汁調勻後貼敷於肺經、膀胱經、督脈等特定穴位，透過中藥材對於穴位產生的化學性刺激，達到治病強身的目的，對於異位性皮膚炎、過敏性鼻炎及蕁麻疹體質的調理，相當有助益。

冬至是一年當中去濕的好節氣，除了透過三九貼，也可以利用艾灸養生。腳踝上的三陰交，位於內踝上四指三吋高的位置，是足厥陰肝經、足太陰脾經與足少陰腎經交會的大穴，冬至時節可以利用艾灸在足三陰交經穴進行灸療，一方面可以行氣活血、疏經通絡，還能消腫止痛、去除風濕，達到補益精血、健康長壽的目的。

▼小寒

小寒時節，進入三九寒天，寒為陰邪，易傷陽氣，此時也是人體新陳代謝偏弱、抵抗力相對低下的時節，加上氣溫偏低，上呼吸道感染的患者增多。尤其以老人、小孩的抵抗力較弱，一不小心就反覆感冒，而且日久不癒。唐容川《血證論》曰：「**夫人身五臟六腑……能媾人之疾病，其實非天病人也，乃人身氣血，先有偏盛，故感天氣之偏盛，而病遂作焉**。」所以本身肺氣弱，有慢性支氣管炎、慢性阻塞性肺炎、或慢性哮喘病史的體質，隨著小寒時節的到來也很容易誘發原本的舊疾，甚至容易出現嚴重的肺部相關感染、哮喘發作、甚至呼吸衰竭。

寒主收引，其性凝滯，寒邪入侵皮膚表層時，表現為風寒感冒，會有惡寒、肢冷、頸項拘急等症狀；寒邪入侵經絡筋骨關節時，表現為肢體筋脈拘攣、同時屈伸不利；寒邪入侵臟腑之時，則傷及陽氣。如果體內還有濕氣，寒濕互結，更傷身體，中醫說「千寒易除，一濕難去」，寒濕對於身體的影響，可以說是從頭到腳，從裡到外，纏綿難治。

在小寒時節，適時保護人體最容易受寒邪侵犯，及受濕氣凝結的幾個部位，可以有效防患於未然。首先是頭部，頭為諸陽之匯，突遭雨淋或風吹，容易使寒濕之邪侵襲頭部，所以做好頭部的防風及保暖，是首要之務。其次為頸背部，大椎穴及風池穴的位置，此處若遭寒濕之邪侵犯，也容易引起肩背痠痛、頸項強硬等不適症狀，平時可以加個圍巾，或用搓熱的手心按摩後頸，洗澡時利用熱水淋浴也是好方法。其次為口鼻的保暖，我們知道口鼻為肺的出入口，寒濕之邪透過口鼻侵入肺部，容易導致寒凝咳嗽，入侵胃部，容易引起胃寒冷痛，適時地戴口罩，可以保暖驅邪。

▼大寒

大寒時節，是一年當中最後一個節氣。中醫認為「寒從足下生，病從寒中來」，人體如果腳腿一冷，全身皆冷，腳底首當其衝。大寒時節，體質偏寒的人很容易復發膝踝關節炎，尤其年紀大的長輩，老化的膝關節長年磨損，關節的狀況往往隨著氣溫的降低而惡化。《黃帝內經．素問．痹論》曰：「**風寒濕三氣雜至，合而為痹也。其風氣勝者為行痹，寒氣勝者為痛痹，濕氣勝者為著痹也。**」中醫所稱的痹症，在西醫稱為風濕性疾病，不同的原因會有不同的症狀表現。如果風氣勝者，患者會感覺關節處的疼痛遊走不定，關節屈伸不利，同時可能合併有外感風寒的症狀，此時中醫經常會使用祛風通絡、散寒除濕的藥方，如防風、葛根、秦艽等；如果感受寒氣比較明顯時，肢體關節處容易有固定的疼痛，局部溫暖患部時疼痛會減緩，遇寒則疼痛加劇，此時中醫會給溫經散寒、祛風除濕的藥方，如烏頭、麻黃、黃耆等；如果感受濕邪比較明顯時，肢體關節處會有腫脹感，痛處固定而且感覺沉重，同時也經常合併痠麻的感覺，此時中醫經常使用祛濕通絡、祛風散寒的藥方，如薏苡仁、獨活、羌活、防風、烏頭等。

胸口膻中穴附近及肚臍的神闕穴處，也是人體重要的保暖大穴。膻中穴位於胸部的中心，是心包經的募穴，體內臟腑之氣匯集之處，《黃帝內經》曰「氣會膻中」，膻中是調理全身氣機的重要部位。平常可以將兩手掌心搓熱後，以其中一手的大魚際部位，置於胸口膻中穴處，以順時針方向揉按九次，再以逆時針方向揉按九次，然後換手揉按，如此重複三十六次為一個循環，一天建議連續做五個循環，可以幫助消除胸悶、氣鬱，增強免疫力。神闕穴位於肚臍中央，是任脈要穴，與脾、胃、腎經息息相關，具有調理腸胃蠕動的效果。在大寒時節，神闕穴對於體質偏寒的人，具有調整腸胃功能、促進氣血循環、預防寒濕之邪入侵的效果。

日常的祛濕法：

冬季適合的瘦身飲食良方

- 冬季排濕飲品：生薑肉桂茶
- 冬季排濕湯品：當歸羊肉湯
- 冬季排濕粥品：十全排骨粥

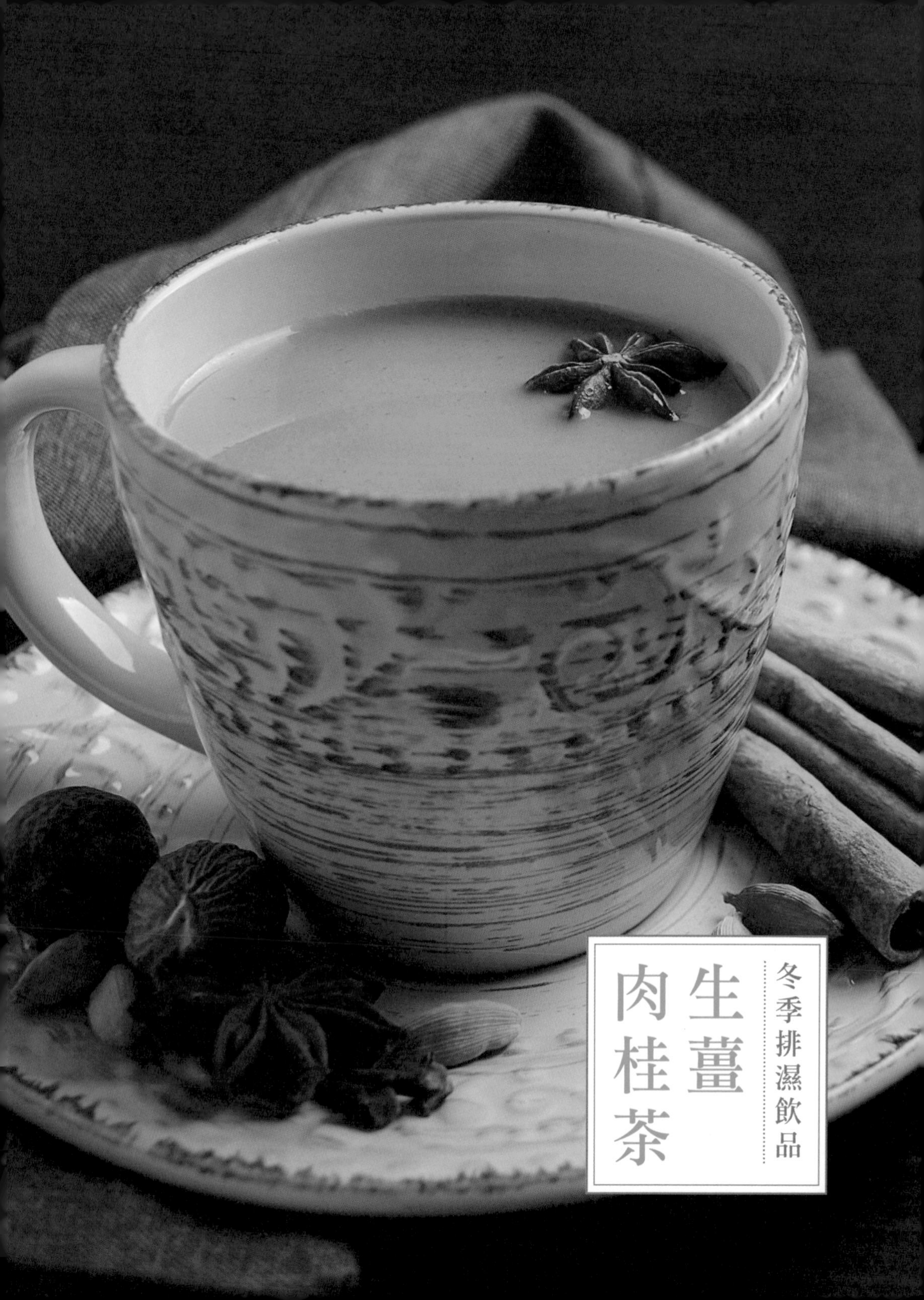

冬季排濕飲品

生薑肉桂茶

材料

肉桂（cinnamon）	20g
薑（ginger）	5片（slices）
荳蔻（nutmeg）	1粒
八角茴香（star anise）	1粒
冰糖〔後下〕（rock sugar to taste [added at the end]）	適量（Suitable quantity）
水（water）	500cc

作法

1 全部材料略為沖洗。

Rinse all the ingredients. Set aside.

2 煮沸清水，放入所有材料，先以大火煮10分鐘，再轉小火煮10分鐘，加入冰糖，溫服。

Bring the water to boil and add all the ingredients. Boil over high heat for 10 minutes. Add rock sugar. Serve it warm.

保健作用

肉桂具有調節自律神經、促進血液循環及改善手腳冰冷的作用，富含鐵質；薑富含薑黃素，可以促進膽汁分泌，幫助消化，富含薑辣素，可以促進食慾、提升免疫力；荳蔻主要目的是殺菌、預防口臭、提升免疫力；八角茴香則是增添香氣。諸方合用，可以幫助在冬天提升體能，幫助排濕防寒。

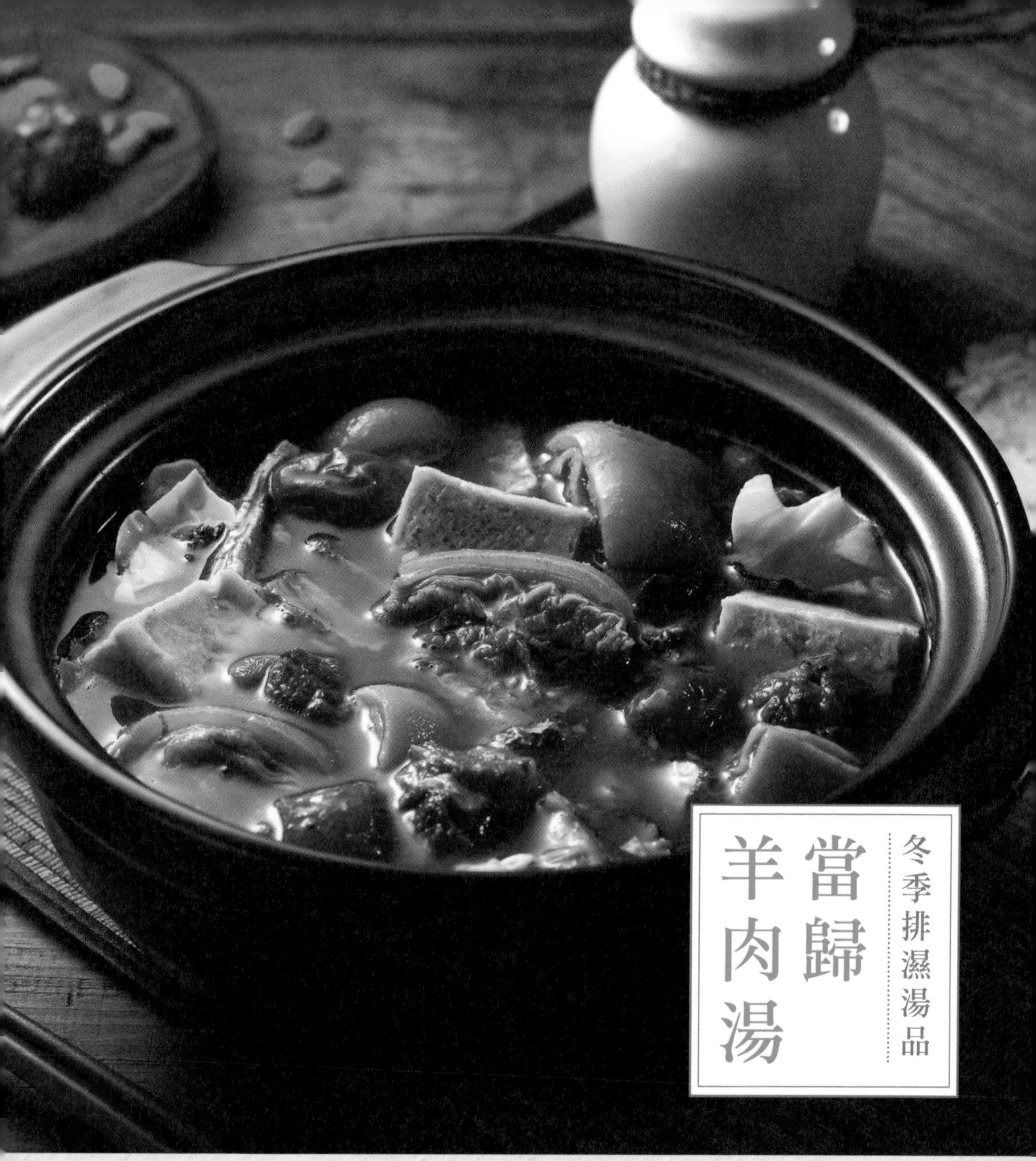

冬季排濕湯品

當歸羊肉湯

保健作用

羊肉性溫熱，有補氣滋陰、暖中補虛、開胃健脾、滋養強壯等功效，是補元陽、益血氣的好食材。與當歸一同熬煮成藥膳，健身治病效果更佳。

材料

羊肉（lamb）	600g
生薑（ginger）	15g
當歸（Dang Gui）	9g
熟地黃（Shu Di Huang）	9g
紅棗（red dates）	5g
枸杞（goji berry）	5g
鹽〔後下〕（salt to taste [added at the end]）	適量（Suitable quantity）
米酒〔後下〕（rice wine [added at the end]）	1～2 匙（tbsps）
水（water）	1600cc

作法

1 材料洗淨，羊肉以溫水川燙，清洗乾淨，切成塊。

Rinse all the ingredients. Blanch the lamb with warm water. Rinse and cut into pieces.

2 煮沸清水，下羊肉及其他材料（當歸除外），開大火煮滾 20 分鐘，再以小火熬煮 90 分鐘。

Bring the water to boil. Add lamb and all the other ingredients (except Dang Gui). Boil over high heat for 20 minutes. Turn to low heat and simmer for 90 minutes.

3 放入當歸片煲 20 分鐘，加入適當的鹽和米酒後，即可食用。

Add Dang Gui and boil for 20 minutes. Season with rice wine and salt to taste. Serve.

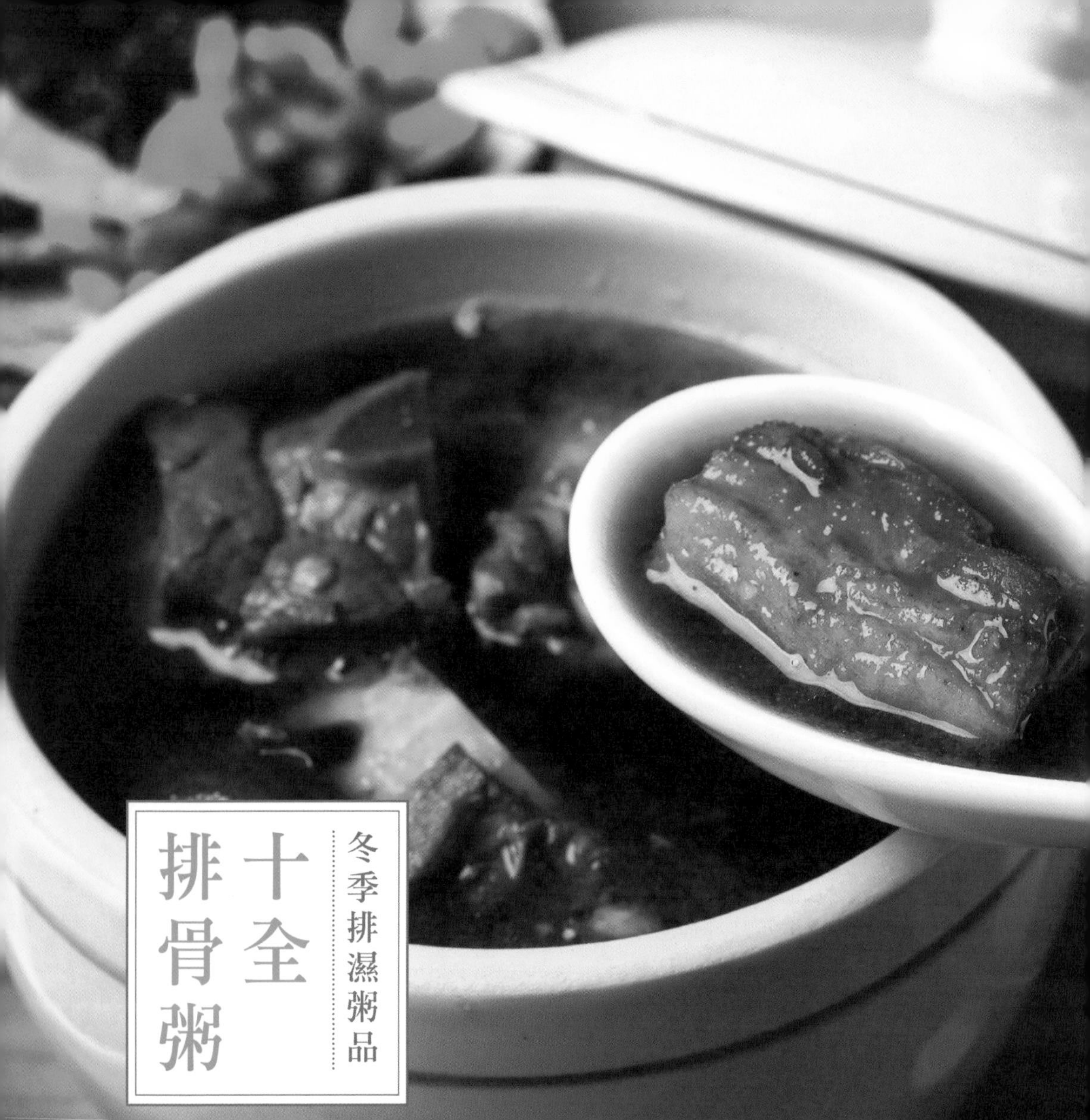

冬季排濕粥品

十全排骨粥

保健作用

藥燉十全排骨也是冬季在台灣非常流行的藥膳食物。十全的意思是有十種中藥材，包括組成四物湯的當歸、川芎、白芍、熟地，組成四君子湯的人參、白朮、茯苓、甘草，再加上黃耆和肉桂以及排骨，可以在寒冷的冬天讓身體發熱，促進血液循環，改善冬天手腳冰冷及畏寒的症狀。

材料

排骨（pork ribs）	600g
白米（rice）	1 杯
當歸（Dang Gui）	9g
川芎（Chuan Xiong）	9g
白芍（Bai Shao）	9g
熟地黃（Shu Di Huang）	9g
人參（Ginseng）	9g
白朮（Bai Zhu）	9g
茯苓（Fu Ling）	9g
甘草（liquorice）	9g
黃耆（Huang Qi）	9g
肉桂（cinnamon）	9g
枸杞（goji berry）	9g
紅棗（red dates）	9g
鹽〔後下〕（salt to taste [added at the end]）	適量（Suitable quantity）
米酒〔後下〕（rice wine [added at the end]）	1 ～ 2 匙（tbsps）
水（water）	2000cc

作法

1 所有材料以溫水浸透、白米洗淨。

Soak all the ingredients in warm water until soften. Rinse the rice.

2 排骨先川燙，去除雜質後撈起、用水洗淨、切塊備用。

Rinse the rib and blanch in boiling water. Chop into pieces and set aside.

3 煮沸清水，放入以上所有材料（除了鹽和米酒），大火滾 20 分鐘，再轉小火熬 20 分鐘，加入鹽跟米酒即可。

Boil the water in a pot. Put all the ingredients in（except salt and rice wine）. Boil over high heat for 20 minutes. Turn to low heat and simmer for 20 minutes. Season with rice wine and salt to taste. Serve.

冬季養生經絡招

沿著左右小腿外側褲邊區域，由上至下敲擊到小腿；最後，再沿著肝經循行的大腿內側，由下而上敲擊，能幫助人體淋巴回流，更有效地消除水腫。

敲擊外側胃經時，可以加強「足三里穴」、「上巨虛穴」、「條口穴」、「下巨虛穴」；而在敲擊內側肝經時，可以加強「曲泉」、「陰包」、「足五里」、「陰廉」等穴道。

▼外側胃經

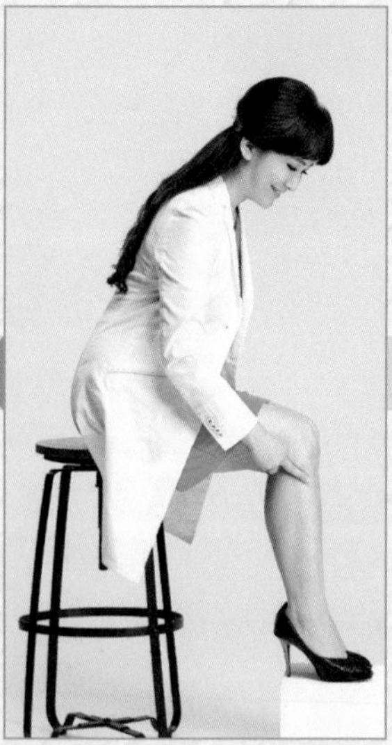

1

▼內側肝經

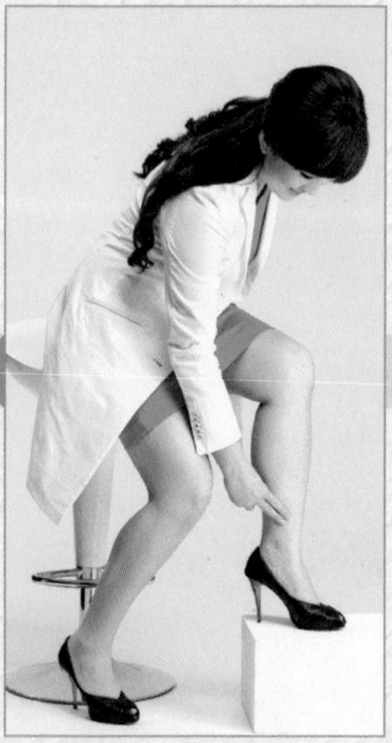

1

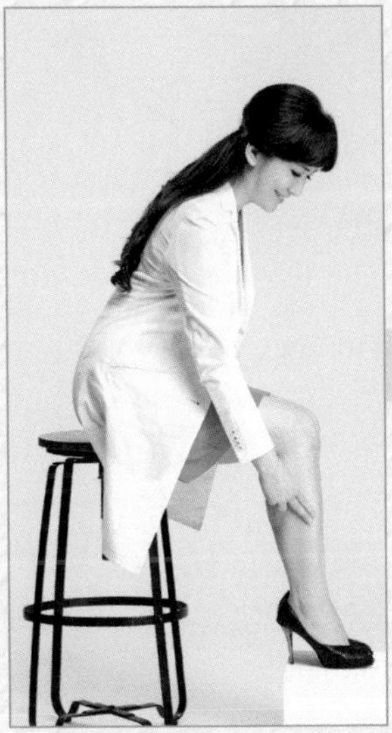
4

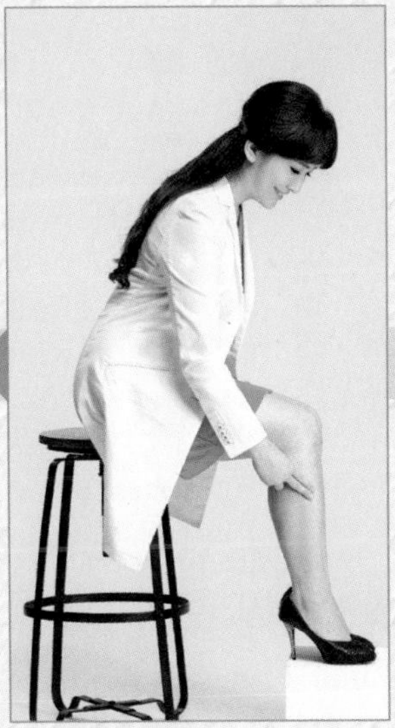
3

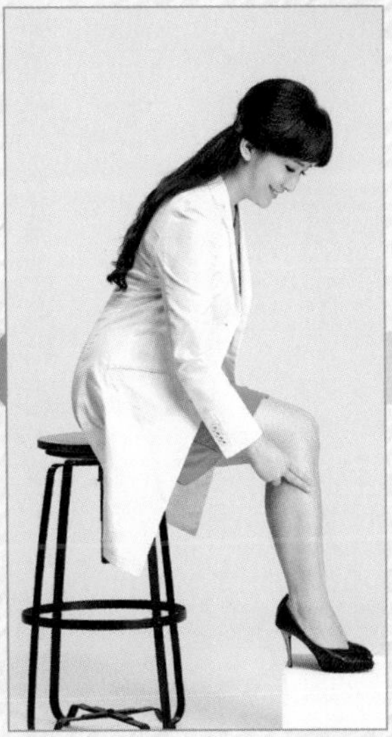
2

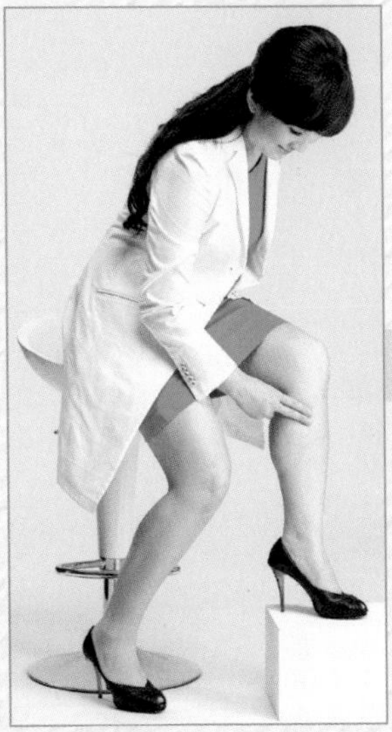
4

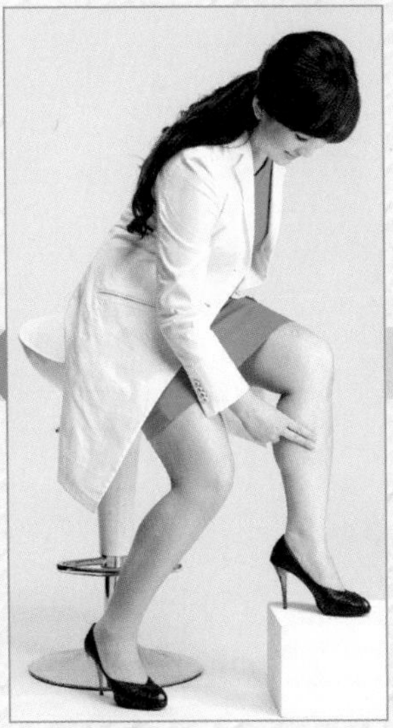
3

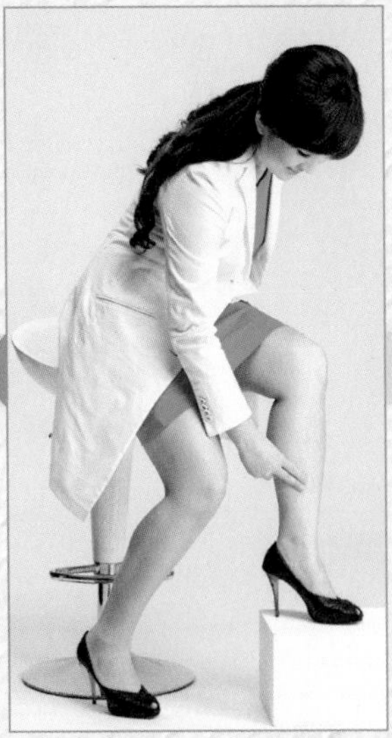
2

養成良好生活習慣，避免濕邪入體

台灣濕度高，所以濕邪侵犯人體，是很容易理解的道理。但是，大家常常忽略一件事，以為乾燥的地區應該就不會有濕邪，或是缺水的季節，人體便不會受到濕邪侵犯，其實不然。因為現代人飲食、作息及生活型態的改變，導致體內濕氣無法排除，即使外濕不嚴重，還是有體內濕邪的問題。

「濕邪」，一直被視為引發疾病的關鍵。從特殊氣候變化造成外濕，到體內水濕滯留，中醫提到的濕病範圍極廣。正常情況下，人體對於外界溫度、濕度變化有自然調節能力，但有些人因體質、疾病或生活習慣不良，造成體內水分調控系統失衡，水分排不出去，如同洪水氾濫身體，臟腑運作因水患而受阻，身體經常出現問題，感覺力不從心。

要真正除去體內濕氣，還是得從改善生活習慣開始。中醫建議透過運動、清淡飲食及避免濕邪，改善痰濕體質，幫助身體輕鬆去除濁重濕氣，重新恢復神清氣爽。

定期運動促進氣血循環

運動可以紓壓，活絡身體器官，加速濕氣排出。現代人多動腦、少運動，加上長期待在密閉空調室內，很少流汗，身體調控濕氣的能力變弱。試試看從最簡單的每日走一萬步開始：跑步、健走、游泳、瑜伽、太極等，任何讓身體有點喘又不會太喘，微微會流汗的運動，都可以活化氣血循環，增強水濕代謝。

運動是幫助人體排濕最好的途徑！運動可以提升代謝，增加肌肉量，降低脂肪含量，幫助排除身體內的痰。同時運動還能幫助排汗，透過流汗，幫助排出身體的代謝廢物及毒素等，同時也有助於體內濕氣的排除。

在室內冷氣房裡、濕度太高的地方運動，身體不容易排汗，此時建議可以適度地把門窗打開，讓自然的空氣流通，使皮膚與汗腺發揮調節體溫的功能，身體才能正常排汗排濕。一般騎腳踏車、滑步機、跑步機、快走等有氧運動，搭配鍛鍊肌力的運動等，都有助於發汗、排濕。但如果是容易疲累的氣虛體質，就要斟酌自己的身體狀況，避免過度激烈的運動，才不會越動越累。

在《黃帝內經》中，提到夏季養生的重點：「**無厭於日**」，意思就是「不要討厭曬太陽！」現代人覺得夏天的太陽光很毒，加上溫室效應，在戶外常常動不動就渾身出汗，所以躲在有空調的車子裡，或因為工作不得不整天待在冷氣房等行為，造成身體的毛孔長期處於收縮狀態；加上運動量減少，長年累積在身體的濕濁之氣無法排出，久而久之，便成為濕邪停留在體內！其實夏天陽光的熱力十分重要，可以幫助我們排除過往秋、冬、春三季所積累的寒濕，也可以讓我們好好累積身體熱氣與陽氣，預先為進入秋冬季節做準備，能夠不怕冷、不受寒邪侵犯。這就是《黃帝內經》強調的「春夏養陽」，以及「冬病夏治」的原則。

飲食適量，避免油膩生冷的食物或過量飲酒

飲食方面建議七分飽，因為現代人大多營養過剩，而腸胃系統與營養及水分代謝相關，最好的方式就是均衡且適量的飲食。油膩的食物不易消化，過量飲酒也容易引起腸胃不適、發炎；精緻甜點及油炸食物，會讓身體產生過氧化物，加重發炎反應；生冷食物、冰品或涼性蔬果，無限量食用也會讓腸胃消化吸收功能停滯。

酒，為水穀之物發酵釀造而成，中醫認為，酒性溫味辛，能散寒活血、通經活絡，在寒冷季節或體力勞動後，喝幾口酒，既可禦寒又可促進循環。但酒性溫，也容易生痰積熱，因此痰濕體質者不宜多飲。

三高飲食習慣，本來就容易引起血脂、體脂過高。過量攝取的熱量，導致肝臟分解代謝減慢，分解脂肪的脂酶活性變弱，易造成脂肪堆積，這就是痰濕體質形成的原因。再加上三高飲食會產生的自由基，容易讓血脂在動脈管壁上沉積，造成動脈硬化，進一步引起血管老化。尤其是高糖飲食的習慣，過多的糖量，會對肝臟的代謝造成很大負擔，因為過多的糖類

無法被人體吸收，容易在體內變成脂肪，最後更加重脂肪肝的嚴重程度。

中醫的「痰」有內外之分，外痰是呼吸道排出的痰，為「有形之痰」；內痰是指水液代謝過程不暢通而產生的廢物，隨氣血運行流竄全身，位置不定，為「無形之痰」。無形的痰與人體肺、脾、腎三個臟器的關係最為密切，可能引起許多疾病，中醫認為「脾為生痰之源」、「肺為貯痰之器」，肺氣如果壅塞，則痰液積聚；肺氣如果通順，則痰液消失。因此，痰、濕與水之間，有密切的關係，只要其中一個停滯，就會產生痰和濕，痰濕停在哪裡，就會造成該處的問題。例如，痰濕積於肝臟，就容易造成脂肪肝；痰濕積於心臟，就容易引起胸悶氣短；痰濕積於脾胃，就容易造成腹痛腹瀉；痰濕積於肺臟，就容易引起咳嗽多痰；甚至痰濕若積於腎臟，男性容易夜尿，女性則容易有白帶。

脾和胃不一樣，脾是主運化的，胃是主受納的，脾在下，胃在上。當食物進到口腔以後，經過咀嚼，與唾液混合後進入胃，經過胃的研磨處理成食糜，再進入脾。脾徹底分解食物後，將精華物質運送到全身，就變成人體所需要的營養。所以脾虛，就是身體吸收、運化食物的功能出問題，與身體的正氣不足相關。夏天天氣炎熱，大家難免會喝冷飲解暑，但如果毫無節制地享用冷飲，又長期待在室內，使寒氣入侵體內，損傷脾陽，便會影響脾運化水濕的能力，導致體濕無法順利排出。

遠離潮濕環境，注意水分攝取

日常生活中，最好減少長期暴露在潮濕環境中，避免直接睡地板，空氣中的水分會下降，一般地板濕氣重，入侵體內容易造成四肢痠痛，建議最好睡在與地板有一定距離的床上；潮濕的下雨天避免淋雨，或穿潮濕未乾的衣服，同時水分的攝取也要適量，如此對於濕重引起的水腫身材會有很大的幫助。

▼六大習慣容易積聚濕熱

生活習慣	導致濕重的原因
飲酒	酒性溫，易生痰積熱
三高飲食	熱量太過，導致肝臟分解代謝慢，造成脂肪堆積，形成痰濕體質
常駐冷氣房	少曬太陽，運動量不足，只待在涼涼的室內，濕濁之氣無法排出
愛喝冷飲	冷飲不離手，使寒氣入體，損傷脾臟，體濕難排出
運動量少	運動流汗能排出身體的廢物、毒素及濕氣，常待在冷氣房無法排汗
精神壓力	交感神經受情緒影響，水分代謝功能失常，濕氣滯留體內

國家圖書館出版品預行編目 (CIP) 資料

彭溫雅醫師的濕氣調理全書：排濕從養氣開始/ 彭溫雅著. --
初版. -- 新北市：臺灣商務, 2019.07
208面；17 x 22公分

ISBN 978-957-05-3160-2(平裝)

1.中醫 2.養生 3.減重

413.21　　107011828

彭溫雅醫師的濕氣調理全書：排濕從養氣開始

作　　者—彭溫雅
發 行 人—王春申
總 編 輯—李進文
編輯指導—林明昌
特約編輯—張召儀
封面設計—高小茲
美術設計—高慈婕

業務組長—陳召祐
行銷組長—張傑凱
出版發行—臺灣商務印書館股份有限公司
23141 新北市新店區民權路 108-3 號 5 樓（同門市地址）
電話◎ (02)8667-3712　傳真◎ (02)8667-3709
讀者服務專線◎ 0800056196
郵撥◎ 0000165-1
E-mail ◎ ecptw@cptw.com.tw
網路書店網址◎ www.cptw.com.tw
Facebook ◎ facebook.com.tw/ecptw

局版北市業字第 993 號
初版：2019 年 7 月
印刷：禹利電子分色有限公司
定價：新台幣 340 元
法律顧問—何一芃律師事務所

臺灣商務官網　　臉書專頁